Infermiera

di

Chirurgia

maxillo-facciale

La guida completa

SILVIA REALI

Indice dei contenuti

« Chirurgia maxillo-facciale: dove la mano sapiente restituisce forma e funzione a ogni viso. »

Capitolo 1

INTRODUZIONE ALLA CHIRURGIA MAXILLO-FACCIALE

Definizione e contesto

La chirurgia maxillo-facciale, nella sua forma più pura, è l'arte e la scienza di diagnosticare, prevenire e trattare malattie, lesioni e deformità della bocca, della mascella e delle strutture facciali adiacenti. Incarna una delicata fusione tra odontoiatria e medicina generale, offrendo una cura olistica che trascende la mera estetica.

La storia di questa specialità risale a tempi antichi. Sebbene le tecniche e gli strumenti fossero rudimentali, le civiltà antiche come gli Egizi e i Romani avevano già una certa comprensione dell'anatomia orale e facciale. I testi risalenti a diversi millenni fa testimoniano i tentativi di correggere fratture o malocclusioni.

Con il Medioevo e il Rinascimento, l'approccio alla medicina divenne istituzionalizzato. Nonostante ciò, le pratiche chirurgiche, soprattutto quelle che riguardano il viso, erano spesso limitate da una mancanza di conoscenze anatomiche precise e da credenze superstiziose. Solo nel XVI e XVII secolo, con figure come Ambroise Paré in Francia, la chirurgia maxillo-facciale iniziò a distinguersi come specialità.

La Prima Guerra Mondiale ha rappresentato un punto di svolta importante. Le devastanti ferite subite dai soldati richiedevano un approccio chirurgico specializzato, che portò a notevoli progressi nella chirurgia ricostruttiva. Fu in questo contesto tumultuoso che la chirurgia maxillo-facciale emerse come disciplina distinta, con professionisti dedicati che cercavano di ripristinare non solo la funzione ma anche l'estetica, riconoscendo l'importanza psicologica dell'aspetto del viso.

Oggi, questa specialità non si limita alle operazioni post-traumatiche. Copre un ampio spettro, dalla chirurgia ortognatica per correggere le malocclusioni, alla chirurgia oncologica per trattare i tumori, alle procedure cosmetiche. Con l'avvento della tecnologia e delle tecniche avanzate, la chirurgia maxillo-facciale continua ad evolversi, offrendo soluzioni sempre più innovative alle complesse sfide del viso e della bocca.

La chirurgia maxillo-facciale è il frutto di una storia ricca e complessa, nata dal profondo bisogno dell'uomo di guarire, ripristinare e abbellire. Rimane un campo in costante evoluzione, che riflette la ricerca infinita dell'uomo di perfezione medica ed estetica.

Ambito e diversità interventi

La chirurgia maxillo-facciale, con il suo impressionante campo di applicazione, va ben oltre gli interventi di routine su denti e gengive. Comprende una serie di procedure che riflettono la complessa anatomia e le funzioni della regione orale e facciale.

Inizia a considerare le patologie congenite, come la labiopalatoschisi. Queste malformazioni, presenti fin dalla nascita, richiedono un intervento chirurgico per ripristinare la forma e la funzione, consentendo al bambino di mangiare, parlare e respirare normalmente. Gli interventi in questi casi non sono solo funzionali; hanno anche profonde implicazioni estetiche e psicologiche per il paziente e la sua famiglia.

La chirurgia ortognatica tratta le anomalie scheletriche della mascella. Che si tratti di una mascella sporgente o ritirata, o di un'asimmetria facciale, questi interventi mirano a riallineare le strutture ossee per migliorare la masticazione, la respirazione, il linguaggio e, naturalmente, l'aspetto del paziente.

I traumi, causati da incidenti stradali, cadute, violenze o attività sportive, possono provocare fratture delle ossa del viso o danni ai tessuti molli. In queste situazioni, l'intervento di un chirurgo maxillo-facciale è fondamentale per riparare, riallineare e riportare l'area interessata al suo stato naturale.

Anche l'oncologia ha il suo posto in questo campo. I tumori, sia benigni che maligni, possono svilupparsi nella cavità orale, nelle ghiandole salivari o in altre parti del viso e del collo. La loro asportazione, talvolta seguita da un intervento di chirurgia ricostruttiva, è essenziale per salvare vite umane, preservando il più possibile la funzionalità e l'estetica.

I progressi tecnologici hanno portato anche alla nascita della chirurgia estetica del viso, con procedure che vanno dalla rinoplastica e dalla chirurgia delle palpebre al lifting e alle iniezioni.
Ma la diversità non si ferma qui. Si pensi alla chirurgia delle ghiandole salivari, all'escissione di cisti e tumori benigni, o alle procedure per trattare condizioni come l'apnea del sonno.

La chirurgia maxillo-facciale, con il suo vasto campo di applicazione, si trova davvero al crocevia tra arte e scienza. Combina una comprensione approfondita dell'anatomia e della fisiologia con un'acuta sensibilità estetica, il tutto al servizio della guarigione, del benessere e della riconquistata fiducia dei pazienti.

Sviluppi tecnologici e il suo impatto sulla specialità

Nel campo medico, i progressi tecnologici hanno sempre giocato un ruolo fondamentale, aprendo la strada a diagnosi più accurate, trattamenti più efficaci e una migliore qualità di vita per i pazienti. La chirurgia maxillo-facciale, come specialità, non fa eccezione a questa regola e ha beneficiato in modo spettacolare di questi progressi.

La radiologia digitale, ad esempio, ha rivoluzionato il modo in cui i chirurghi vedono l'anatomia orale e facciale. L'imaging 3D, come la tomografia computerizzata a fascio conico (CBCT), offre una visione dettagliata delle strutture ossee e tissutali, consentendo una pianificazione chirurgica precisa e minimizzando i rischi.

La modellazione 3D è un'altra innovazione che ha conquistato la chirurgia maxillo-facciale. Grazie alla stampa 3D, i chirurghi possono creare modelli fisici delle strutture facciali del paziente, consentendo loro di esercitarsi e pianificare le procedure prima ancora di entrare in sala operatoria. Questo è particolarmente utile per la chirurgia complessa o ricostruttiva.

Anche la **telemedicina** ha lasciato il segno. Con la possibilità di effettuare consulenze a distanza, i chirurghi maxillo-facciali possono offrire la loro esperienza a pazienti in aree remote o inaccessibili, abbattendo le barriere geografiche.

Anche gli **strumenti chirurgici** si sono evoluti. Gli strumenti miniaturizzati e robotici consentono oggi interventi meno invasivi, con incisioni più piccole, tempi di recupero più brevi e minori complicazioni post-operatorie.

L'integrazione dell'intelligenza artificiale rappresenta un'altra rivoluzione. Con algoritmi sofisticati che possono analizzare le radiografie, prevedere le potenziali complicazioni e persino guidare i chirurghi in alcune fasi delle procedure, l'AI si è dimostrata un alleato prezioso.

Tuttavia, nonostante tutti questi vantaggi, il cambiamento tecnologico comporta anche delle sfide. La formazione continua diventa indispensabile per padroneggiare le nuove tecnologie. Inoltre, l'adozione di queste innovazioni può richiedere un investimento finanziario sostanziale, per non parlare delle preoccupazioni etiche associate, ad esempio, alla telemedicina o all'IA.

Gli sviluppi tecnologici hanno indubbiamente rimodellato la chirurgia maxillo-facciale, spingendola in un'era di efficienza, precisione e possibilità quasi illimitate. Ma come tutti i progressi, devono essere affrontati con discernimento, bilanciando sempre l'entusiasmo per il nuovo con un rispetto incrollabile per la sicurezza e il benessere del paziente.

Capitolo 2

IL RUOLO ESSENZIALE DELL'INFERMIERE

L'importanza della relazione infermiere-paziente

Nel vasto mondo dell'assistenza sanitaria, la relazione tra l'infermiere e il paziente è spesso il perno centrale attorno al quale ruota un'esperienza assistenziale di successo. Nella chirurgia maxillo-facciale, una specialità che tocca uno degli aspetti più visibili ed espressivi della nostra identità, questo rapporto assume una dimensione ancora più critica.

Immagini un paziente che ha appena subito un intervento chirurgico per correggere una deformità facciale o rimuovere un tumore. Le emozioni sono intense: possono esserci paura, apprensione per l'aspetto che avrà l'operazione dopo, preoccupazione per il dolore o le complicazioni. In questi momenti di vulnerabilità, l'infermiere diventa spesso il primo punto di contatto, la persona a cui il paziente si rivolge per avere conforto, risposte e rassicurazioni.

La fiducia è al centro di questa relazione. Un'infermiera esperta ed empatica può infondere un senso di sicurezza, assicurando al paziente che è in buone mani. Questa fiducia facilita la comunicazione, incoraggiando il paziente a fare domande, esprimere preoccupazioni e seguire i consigli e le istruzioni post-operatorie.

L'educazione è un altro aspetto essenziale. Gli infermieri svolgono un ruolo chiave nell'educare i pazienti sulle cure post-operatorie, sui farmaci, sui segni di infezione o altre complicazioni e sulle fasi di recupero. Una buona comprensione di questi elementi può non solo migliorare i risultati clinici, ma anche ridurre l'ansia del paziente.

La chirurgia maxillo-facciale, toccando il viso, può avere profonde implicazioni **psicologiche. Gli** infermieri, grazie alla loro vicinanza e all'interazione continua con i pazienti, sono spesso in una posizione migliore per rilevare i segni di disagio emotivo, depressione o ansia. Riconoscendo questi segnali, gli infermieri possono facilitare un intervento precoce, sotto forma di sostegno psicologico, terapia o altre risorse.

Infine, non bisogna sottovalutare il potere della **rassicurazione umana**. Una parola gentile, un orecchio attento o semplicemente una presenza rassicurante possono fare miracoli per il benessere emotivo di un paziente. In una specialità in cui aspetto, identità e funzione si intersecano, questi gesti umani assumono un'importanza particolare.

Il rapporto infermiere-paziente nella chirurgia maxillo-facciale non si limita alla semplice somministrazione di cure. Si tratta di un'alleanza, una collaborazione basata sulla fiducia, sull'educazione, sulla comprensione e sull'empatia, volta a garantire non solo il benessere fisico, ma anche quello emotivo e psicologico del paziente. È questa relazione che spesso fa la differenza tra un'esperienza di cura impersonale e una guarigione olistica.

L'infermiera come punto focale coordinamento dell'assistenza

Quando si entra nel labirinto del mondo medico, si scopre rapidamente che il processo di cura è paragonabile a una complessa sinfonia. Ogni professionista sanitario svolge un ruolo unico, essenziale per l'armonia dell'insieme. Al centro di questa melodia c'è l'infermiere, spesso paragonato a un direttore d'orchestra silenzioso ma efficiente, che coordina le cure con una destrezza senza pari.

Nella chirurgia maxillo-facciale, la complessità delle procedure e dei trattamenti richiede una stretta collaborazione tra vari specialisti: chirurghi, anestesisti, radiologi, fisioterapisti, nutrizionisti e talvolta anche psicologi. È qui che l'infermiere emerge, non solo come fornitore di cure, ma anche come comunicatore centrale, che collega ogni membro del team, assicurando che ogni fase del trattamento sia orchestrata con precisione.

Nella fase pre-operatoria, l'infermiere è spesso in prima linea, per raccogliere l'anamnesi del paziente, prepararlo all'operazione e comunicare le informazioni rilevanti all'équipe chirurgica. In seguito, al risveglio, nella delicata fase post-operatoria, l'infermiere monitora i segni vitali, gestisce il dolore e si assicura che il paziente si stia riprendendo come previsto, tenendo informati gli altri operatori sanitari sui progressi o su eventuali complicazioni.

Ma il coordinamento delle cure non si ferma qui. Gli infermieri svolgono anche un ruolo fondamentale nell'educazione dei pazienti e delle loro famiglie. Insegnano loro l'assistenza domiciliare, i segnali di allarme a cui prestare attenzione e li guidano nel processo di convalescenza. Il ruolo educativo dell'infermiere rafforza il legame tra il paziente e l'équipe medica, garantendo la continuità dell'assistenza anche dopo la dimissione dall'ospedale.

Gli infermieri sono anche instancabili difensori dei bisogni e dei diritti dei pazienti. Assicurandosi che ogni paziente riceva un'assistenza su misura per le sue esigenze individuali, ascoltandolo e trasmettendo le sue preoccupazioni all'équipe medica, gli infermieri assicurano che la voce del paziente sia sempre ascoltata e rispettata.

Nella chirurgia maxillo-facciale, come in altri campi medici, il coordinamento delle cure non può essere veramente efficace senza il ruolo centrale dell'infermiere. La loro competenza, la compassione e la capacità di comunicare con l'intera équipe medica ne fanno un anello essenziale della catena assistenziale, garantendo un'assistenza armoniosa e centrata sul paziente.

Competenze specifiche chirurgia maxillo-facciale

La chirurgia maxillo-facciale, con le sue procedure delicate e le implicazioni spesso profonde per l'identità e la funzionalità dei pazienti, richiede competenze specifiche da parte degli infermieri che vi lavorano. Queste competenze non si limitano solo alla padronanza delle tecniche di cura, ma comprendono anche una panoplia di conoscenze, competenze interpersonali e abilità specifiche della specialità.

Innanzitutto, la **conoscenza anatomica e fisiologica** del viso e della mascella è essenziale. La comprensione della complessità delle strutture ossee, muscolari, vascolari e nervose del viso consente all'infermiere di anticipare le esigenze del paziente, di valutare accuratamente la sua condizione e di prevenire possibili complicazioni.

Inoltre, la **padronanza delle tecniche post-operatorie specifiche** per la chirurgia maxillo-facciale è fondamentale. Ciò include il monitoraggio delle vie aeree, la gestione dei drenaggi e delle medicazioni e il riconoscimento dei segni di infezione o di altre complicazioni comuni in questa specialità.

Gli infermieri di chirurgia maxillo-facciale devono anche sviluppare una **maggiore sensibilità psicologica**. Le procedure facciali possono avere un profondo impatto emotivo sul paziente, legato a questioni di identità, estetica e percezione di sé. Essere un buon ascoltatore, mostrare empatia e rassicurare il paziente diventano abilità inestimabili in questo contesto.

La comunicazione interprofessionale è un'altra abilità chiave. L'infermiere è spesso il collegamento tra il paziente e l'équipe chirurgica, traducendo le preoccupazioni e le esigenze del paziente e trasmettendo le direttive mediche. Questa capacità di navigare tra il paziente e i vari specialisti coinvolti è essenziale per garantire la continuità e la qualità dell'assistenza.

Inoltre, le competenze educative assumono un'importanza particolare. Educare i pazienti sull'assistenza domiciliare, sull'assunzione di farmaci, sugli esercizi di riabilitazione o persino sulle diete adatte richiede metodi di insegnamento appropriati e una pazienza incrollabile.

Infine, con la costante evoluzione delle tecniche chirurgiche e delle tecnologie mediche, gli infermieri devono avere la **capacità di adattarsi** e il desiderio di imparare continuamente. Tenersi aggiornati sugli ultimi progressi, partecipare a corsi di formazione regolari e scambiare idee con i suoi colleghi sono tutti passi essenziali per rimanere all'avanguardia della sua specialità.

La natura unica e le implicazioni di vasta portata della chirurgia maxillo-facciale richiedono agli infermieri di combinare competenze tecniche, interpersonali ed educative. Queste competenze, unite alla passione e alla dedizione, garantiscono un'assistenza ottimale e centrata sul paziente, che riflette il cuore della professione infermieristica.

Capitolo 3

IL QUOTIDIANO NEL REPARTO MAXILLO-FACCIALE

L'arrivo del paziente: dall'accoglienza preparazione preoperatoria

Quando un paziente arriva per un intervento di chirurgia maxillo-facciale, spesso è un misto di attesa, ansia e speranza. Questo periodo pre-operatorio è cruciale, in quanto pone le basi per un'esperienza chirurgica di successo e un recupero ottimale. Pertanto, richiede un'attenzione particolare da parte dell'équipe medica e l'infermiere svolge un ruolo chiave in ogni fase.

Fin dal primo momento di contatto, **un'accoglienza calorosa** è essenziale. Un sorriso caloroso, un ascolto attento e una presenza rassicurante possono alleviare rapidamente le preoccupazioni di un paziente nervoso. L'infermiera si prende poi il tempo per verificare le informazioni essenziali: l'identità del paziente, il tipo di intervento previsto, l'anamnesi, i farmaci attuali e, naturalmente, per rispondere a qualsiasi domanda.

Successivamente, inizia la **fase** di **valutazione. Questo è il momento in cui** l'infermiera esegue una valutazione clinica completa. Questa valutazione comprende le misurazioni vitali, una revisione dei sistemi e, in particolare, un'attenta valutazione dell'area del viso. Qualsiasi anomalia, dolore o particolarità deve essere annotata e comunicata al team chirurgico.

Dopo la valutazione, inizia la **preparazione vera e propria** per l'operazione. Ciò può includere il posizionamento di una linea venosa periferica, la somministrazione di farmaci preoperatori o l'applicazione di soluzioni antisettiche all'area da operare. Durante questa preparazione, l'infermiere si preoccupa di informare il paziente sulle fasi successive, rassicurando e chiarendo le procedure per ridurre al minimo l'ansia.

Anche l'aspetto **educativo** è essenziale in questa fase. L'infermiera si prende il tempo necessario per spiegare nuovamente come verrà eseguita l'operazione, l'assistenza post-operatoria prevista e qualsiasi segno o sintomo che possa richiedere un'attenzione medica immediata dopo l'intervento. Questa fase educativa è un'opportunità per il paziente di fare domande, esprimere preoccupazioni e sentirsi coinvolto nella propria cura.

La preparazione pre-operatoria è anche il momento ideale per affrontare gli **aspetti emotivi e psicologici** dell'operazione. Le operazioni maxillo-facciali, interessando il viso, possono suscitare preoccupazioni sull'estetica e sull'identità. Discutendo apertamente di timori, speranze e aspettative, l'infermiere può aiutare il paziente ad affrontare l'intervento con una visione equilibrata e positiva.

Dall'accoglienza iniziale alla preparazione preoperatoria, ogni fase è cruciale per stabilire un clima di fiducia, informazione e cura. L'infermiere, grazie alla sua vicinanza e alla sua competenza, svolge un ruolo fondamentale nel garantire che il paziente si avvicini all'operazione con calma, ben informato e ben preparato.

Supporto durante l'operazione

Il momento dell'intervento chirurgico rappresenta il culmine di un percorso spesso segnato dall'attesa e dall'ansia per il paziente. Sebbene gli infermieri non siano di solito i protagonisti di questa fase, il loro ruolo come personale di supporto rimane fondamentale per garantire il benessere del paziente e il regolare svolgimento della procedura.

Prima che il paziente entri in sala operatoria, l'infermiere esegue un **controllo finale dei** dati essenziali. Questo include la conferma dell'identità del paziente, della procedura prevista e della presenza di tutti i consensi informati firmati. Questa fase rassicura il paziente che ogni dettaglio è stato preso in considerazione e che è in buone mani.

Una volta in sala operatoria, l'infermiera aiuta a **posizionare il paziente** in modo sicuro e confortevole. Viene predisposta l'apparecchiatura di monitoraggio: elettrocardiogramma, misurazione della pressione sanguigna, pulsossimetria, ecc. L'infermiere si assicura che il paziente sia adeguatamente coperto e protetto e che la sua dignità sia rispettata in ogni momento.

Durante l'operazione, l'infermiere di sala operatoria, spesso chiamato **"infermiere degli strumenti",** lavora a stretto contatto con il chirurgo. Preparano e forniscono gli strumenti necessari, anticipano le esigenze dell'équipe chirurgica e garantiscono la sterilità del campo operatorio. La loro conoscenza approfondita delle procedure di chirurgia maxillo-facciale consente loro di agire con velocità e precisione.

Accanto all'infermiere strumentista, l'**infermiere circolante** si muove liberamente in sala operatoria. Il suo ruolo è quello di assicurarsi che il team disponga di tutte le attrezzature necessarie, di comunicare con l'esterno se necessario e di monitorare l'ambiente per garantire la sicurezza del paziente.

Anche se non c'è una comunicazione verbale diretta con il paziente anestetizzato, la **presenza rassicurante dell'**infermiere è palpabile. Ogni azione e ogni controllo vengono eseguiti pensando al benessere del paziente, garantendo il suo comfort e la sua sicurezza.

Infine, quando l'operazione si avvicina alla fine, l'infermiera prepara il **trasferimento del paziente** nella sala di recupero. Si assicura che il paziente sia stabile, che tutti i drenaggi, i cateteri e i dispositivi di monitoraggio siano al loro posto e che il passaggio alla fase post-operatoria avvenga senza problemi.

Durante la chirurgia maxillo-facciale, l'infermiere rimane un pilastro centrale. Anche se meno visibile al paziente addormentato, il loro ruolo è essenziale per la sicurezza, l'efficienza e il successo dell'intervento. La loro competenza, vigilanza e dedizione assicurano che, anche nel silenzio e nella concentrazione della sala operatoria, il paziente sia accompagnato e protetto in ogni momento.

Assistenza post-operatoria

Il periodo post-operatorio è delicato quanto l'operazione stessa. Per il paziente, è un periodo di vulnerabilità, disagio e talvolta dolore. Per l'infermiere, è un momento di monitoraggio, ascolto e sostegno, per garantire un recupero sano e rapido.

Non appena l'operazione è terminata, inizia il **passaggio** alla sala di degenza. Il paziente viene trasferito con attenzione, facendo attenzione a mantenere la stabilità emodinamica. L'infermiera della sala di rianimazione prende il controllo, valutando i segni vitali, monitorando i segni di recupero e stabilendo un primo contatto rassicurante con il paziente.

Una volta sveglio, una delle preoccupazioni principali è la **gestione del dolore**. Valutando regolarmente l'intensità del dolore con scale appropriate, l'infermiere somministra gli antidolorifici prescritti, aggiusta le dosi se necessario e si assicura che i farmaci siano ben tollerati.

Anche la **valutazione dell'**area operata è fondamentale. L'infermiere controlla la presenza di ematomi, infezioni o segni di complicazioni post-operatorie. I drenaggi, le suture e le medicazioni vengono ispezionati e mantenuti regolarmente. Qualsiasi cambiamento viene registrato e condiviso con il team medico.

Il recupero funzionale è un altro obiettivo chiave durante questo periodo. L'infermiere incoraggia il paziente a muoversi, a fare esercizi di fisioterapia, se necessario, e a curare l'alimentazione e l'idratazione, in particolare dopo interventi che possono compromettere la capacità di mangiare o bere normalmente.

La comunicazione con il paziente e la sua famiglia è essenziale. L'infermiere si prende il tempo per spiegare l'assistenza fornita, le sensazioni che il paziente può provare e lo rassicura sul fatto che il recupero procede normalmente. Le paure, le domande e le esigenze del paziente vengono prese in considerazione, creando un clima di fiducia e collaborazione.

Prima della dimissione, viene fornita un'**educazione terapeutica. L'**infermiera fornisce informazioni sull'assistenza a casa, sui farmaci da assumere, sui segnali di allarme da osservare e su come riprendere le attività quotidiane. I pazienti possono ricevere opuscoli o fogli informativi come riferimento.

Infine, il **coordinamento** con altri professionisti della salute (fisioterapista, dietologo, psicologo) è talvolta necessario per garantire un'assistenza completa, che integri tutti gli aspetti del benessere del paziente.

Il periodo post-operatorio nella chirurgia maxillo-facciale è quindi un momento di intensa assistenza, supporto e competenza. L'approccio olistico dell'infermiera assicura non solo la guarigione fisica, ma anche il benessere emotivo e psicologico del paziente, garantendo un recupero completo e sereno.

Capitolo 4

TECNICHE
E
PROTOCOLLI
SPECIFICI

Procedure di asepsi e sterilizzazione

La chirurgia maxillo-facciale, come qualsiasi altra specialità chirurgica, richiede un ambiente sterile per prevenire le infezioni post-operatorie e garantire la sicurezza del paziente. Le procedure di asepsi e sterilizzazione sono quindi al centro di questa disciplina e rappresentano la base su cui poggia il successo di ogni operazione.

L'asepsi è innanzitutto una filosofia. Implica la prevenzione della contaminazione da parte di microrganismi patogeni. Inizia molto prima che il paziente entri in sala operatoria:

Pulizia e disinfezione dei locali: la sala operatoria, la sala di rianimazione e le aree adiacenti devono essere pulite a fondo utilizzando prodotti appropriati. I pavimenti, le superfici e le attrezzature vengono disinfettati scrupolosamente.

Preparazione del paziente: Prima dell'intervento, il paziente viene lavato con un sapone antisettico. L'area chirurgica viene poi rasata, se necessario, e pulita e disinfettata con una soluzione antisettica appropriata.

Medicazione dell'équipe medica: il chirurgo, l'infermiere e tutto il personale coinvolto devono indossare indumenti sterili: cuffia, maschera, camice e guanti. La medicazione deve seguire una procedura precisa per evitare la contaminazione.

La sterilizzazione riguarda gli strumenti e le attrezzature che entrano in contatto diretto con il paziente:

Pulizia degli strumenti : Dopo l'uso, gli strumenti vengono puliti per rimuovere eventuali residui di sangue, tessuto o altre sostanze. Questa operazione può essere eseguita manualmente o con macchine specializzate.

Disinfezione: gli strumenti vengono poi disinfettati, spesso utilizzando bagni a ultrasuoni per eliminare eventuali microrganismi presenti.

Sterilizzazione vera e propria: gli strumenti vengono inseriti in autoclavi, macchine che utilizzano vapore pressurizzato per uccidere tutte le forme di vita microbica. La sterilizzazione viene convalidata da indicatori biologici e chimici.

Conservazione: una volta sterilizzati, gli strumenti vengono conservati in confezioni sterili, in luoghi asciutti e puliti, lontano dalla luce diretta. Il loro utilizzo viene registrato e la loro data di scadenza monitorata.

Gli infermieri, in particolare quelli specializzati nelle sale operatorie, sono spesso responsabili della gestione e del rispetto delle procedure di asepsi e sterilizzazione. Le loro conoscenze approfondite, l'attenzione ai dettagli e l'impegno per la sicurezza del paziente li rendono protagonisti essenziali nella prevenzione delle infezioni nosocomiali.

Nella chirurgia maxillo-facciale, dove le operazioni coinvolgono aree sensibili come il viso e talvolta sono vicine ad aperture naturali come la bocca o i seni paranasali, l'importanza dell'asepsi e della sterilizzazione è fondamentale. Queste procedure non solo garantiscono il successo delle operazioni, ma preservano anche la fiducia del paziente nell'équipe medica.

Cura delle ferite e dei drenaggi

La chirurgia maxillo-facciale, che comporta interventi su strutture essenziali del viso e della mascella, richiede un'attenzione particolare alle ferite e ai drenaggi post-operatori. Questa cura è essenziale non solo per garantire una guarigione adeguata, ma anche per evitare complicazioni come infezioni o ematomi.

Cura delle ferite :

- **Valutazione iniziale**: dopo l'operazione, l'infermiere esamina la ferita per individuare eventuali segni di infezione, sanguinamento eccessivo o problemi di sutura. Questa valutazione iniziale fornisce una linea di base per le cure successive.
- **Pulizia**: mantenere la ferita pulita è essenziale per prevenire le infezioni. Si può effettuare una pulizia delicata con una soluzione salina o un antisettico delicato, evitando di strofinare l'area.
- **Medicazioni**: Le medicazioni sterili vengono utilizzate per proteggere la ferita dalla contaminazione e per assorbire l'eventuale essudato. L'infermiere si assicura che le medicazioni vengano cambiate con la frequenza necessaria, in base alle raccomandazioni del chirurgo.
- **Monitoraggio**: la ferita viene valutata regolarmente per assicurarsi che stia guarendo correttamente. Qualsiasi segno di infezione (arrossamento, calore, dolore, pus) o problema di guarigione viene segnalato immediatamente.

Cura degli scarichi :

- **Funzione di drenaggio**: i drenaggi sono spesso utilizzati nella chirurgia maxillo-facciale per evacuare il liquido o il sangue in eccesso che può accumularsi nell'area operata. Questo aiuta a ridurre il rischio di ematoma e di infezione.
- **Monitoraggio del flusso**: l'infermiere misura e registra regolarmente la quantità e il tipo di fluido drenato. Variazioni improvvise possono indicare un problema.
- **Cura del sito di inserimento**: come per le ferite, il sito di inserimento del drenaggio viene pulito e protetto con una medicazione sterile. Viene inoltre

monitorato per individuare eventuali segni di infezione o irritazione.

Rimozione del drenaggio: il drenaggio viene rimosso su ordine del chirurgo, in genere quando il volume drenato scende sotto una certa soglia. L'infermiera si assicura che questa procedura sia la più delicata possibile per il paziente e si occupa del sito dopo la rimozione.

L'infermiere di chirurgia maxillo-facciale svolge un ruolo fondamentale nella gestione delle ferite e dei drenaggi. Grazie alla loro competenza, capacità di osservazione e diligenza, assicurano una guarigione ottimale per il paziente, prevenendo le complicazioni post-operatorie. Questa responsabilità richiede non solo competenze tecniche, ma anche la capacità di rassicurare e guidare i pazienti in ogni fase del loro recupero.

Gestione del dolore
e le potenziali complicazioni

La chirurgia maxillo-facciale, che coinvolge aree sensibili ed essenziali del viso e della mascella, comporta spesso dolore post-operatorio. Oltre al dolore, ci sono altre potenziali complicazioni che richiedono una gestione specifica. L'infermiere è in prima linea nella gestione di questi aspetti, garantendo il benessere del paziente e un recupero ottimale.

Gestione del dolore :

Valutazione: l'infermiere valuta regolarmente il dolore del paziente utilizzando scale di autovalutazione o di osservazione, a seconda della capacità di comunicazione del paziente.

41

Somministrazione di antidolorifici: a seconda della valutazione del dolore e della prescrizione del medico, l'infermiere somministra gli antidolorifici. Questi possono variare da semplici analgesici a oppioidi per il dolore più grave.

Terapie non farmacologiche: a seconda della situazione, l'infermiere può anche suggerire tecniche di rilassamento, massaggi o altri interventi per alleviare il dolore.

Educazione del paziente: L'infermiere informa il paziente sul dolore previsto, sulla sua gestione e sull'importanza di segnalare qualsiasi variazione o aumento del dolore.

Potenziali complicazioni :

Ematomi ed emorragie: Si presta particolare attenzione al rilevamento precoce di ematomi o emorragie eccessive. Qualsiasi cambiamento viene segnalato e vengono intraprese le azioni appropriate.

Infezioni: nonostante le rigorose misure asettiche, esiste sempre un rischio di infezione post-operatoria. L'infermiera osserverà i segni di infezione, come rossore, calore, gonfiore, dolore o presenza di pus.

Problemi sensoriali: le procedure sul viso possono causare problemi temporanei o permanenti di sensibilità. L'infermiere valuta regolarmente la sensibilità del paziente e lo guida nella gestione di questi problemi.

Difficoltà respiratorie: alcuni interventi chirurgici, in particolare quelli vicini alle vie respiratorie, possono causare ostruzioni o difficoltà respiratorie. L'infermiera è vigile e dispone delle attrezzature necessarie per intervenire rapidamente, se necessario.

Problemi estetici e psicologici: la chirurgia maxillo-facciale può avere un impatto sull'aspetto del paziente. L'infermiera sostiene il paziente nell'accettazione del suo nuovo aspetto e lo indirizza a degli specialisti, se necessario.

La gestione del dolore e delle complicanze nella chirurgia maxillo-facciale richiede una combinazione di competenze cliniche, comunicazione ed empatia. Il ruolo centrale dell'infermiere è quello di garantire il comfort e la sicurezza del paziente, rendendo l'esperienza post-operatoria il più delicata possibile e facilitando il percorso verso il pieno recupero.

Capitolo 5

SFIDE EMOTIVE E PSICOLOGICO

Comprendere e gestire
ansia del paziente

Nella chirurgia maxillo-facciale, un intervento su parti del corpo così visibili e sensibili come il viso e la mascella è fonte di ansia per molti pazienti. Quest'ansia, a volte profondamente radicata, può essere esacerbata dalla paura dell'ignoto, dall'apprensione per il dolore o per i risultati estetici. Per gli infermieri, la comprensione di quest'ansia è fondamentale, in quanto svolge un ruolo cruciale nella preparazione dei pazienti all'intervento e nel loro recupero post-operatorio.

L'ansia non è solo una reazione emotiva; ha anche un impatto sul corpo. Può manifestarsi con un aumento della frequenza cardiaca, sudorazione eccessiva, tremori o una sensazione di tensione. È quindi fondamentale che gli infermieri siano in grado di riconoscere questi sintomi e di adattare il loro approccio di conseguenza.

Stabilire un rapporto di fiducia tra l'infermiere e il paziente è il primo passo essenziale nella gestione dell'ansia. L'ascolto attivo, il tono rassicurante e l'atteggiamento empatico aiutano a stabilire questa fiducia. Inoltre, offrire ai pazienti uno spazio per esprimere le loro paure e preoccupazioni, fornendo informazioni chiare e oneste su ciò che possono aspettarsi, può ridurre notevolmente l'ansia.
Anche la preparazione del paziente gioca un ruolo importante. Spiegando le fasi dell'operazione, le sensazioni che potrebbero provare e il processo di guarigione, gli infermieri forniscono ai pazienti gli strumenti per anticipare e comprendere ciò che sta accadendo, riducendo così la loro paura dell'ignoto.

Ma la gestione dell'ansia non si ferma alla comunicazione. Anche l'uso di tecniche di rilassamento, come la respirazione profonda, la meditazione guidata o la musica terapeutica, può aiutare a calmare il paziente prima e dopo l'intervento.

Infine, è fondamentale capire che ogni paziente è unico. Mentre alcuni possono trovare conforto nella conoscenza, altri possono avere bisogno di distrazione o di semplici parole di incoraggiamento. Il ruolo centrale dell'infermiere nel percorso di cura del paziente gli dà l'opportunità e la responsabilità di adattare il suo approccio per soddisfare al meglio le esigenze individuali di ogni paziente, garantendo un'esperienza più serena e promuovendo una guarigione ottimale.

La resilienza dell'infermiera
Affrontare i casi difficili

Lavorare nel settore medico, e più specificamente nella chirurgia maxillo-facciale, espone gli infermieri a una moltitudine di sfide. Che si tratti di pazienti con patologie complesse, complicazioni inaspettate o situazioni emotivamente difficili, la capacità dell'infermiere di riprendersi e perseverare è messa a dura prova. Questa resilienza, lungi dall'essere innata, viene costruita e coltivata nel corso della carriera.

I casi difficili nella chirurgia maxillo-facciale possono suscitare una serie di emozioni: tristezza quando ci si trova di fronte a un paziente giovane che ha subito un incidente, frustrazione quando l'intervento chirurgico non produce i risultati attesi o stress quando ci si trova di fronte a un'emergenza medica. Se non gestite, queste emozioni possono portare al burnout, al distacco o persino a errori medici. La resilienza diventa quindi un'abilità essenziale per mantenere il benessere personale degli infermieri e garantire un'assistenza di qualità ai pazienti.

Uno dei primi passi per sviluppare questa resilienza è la consapevolezza e l'accettazione. Accettare che non possiamo sempre controllare tutto, che ogni paziente è unico e che, nonostante tutta la nostra abilità e dedizione, possono verificarsi esiti negativi. Questa consapevolezza aiuta a evitare la trappola dell'auto-colpevolizzazione.

Anche la formazione continua e gli scambi con i colleghi svolgono un ruolo cruciale. Imparando nuove tecniche, condividendo esperienze e ottenendo consigli dai colleghi, gli infermieri rafforzano la loro capacità di gestire situazioni complesse. Il sostegno reciproco e la solidarietà all'interno di un team possono ridurre l'impatto emotivo dei casi difficili.

Un'altra strategia chiave è quella di sviluppare le capacità di autocura. Ciò può includere tecniche di rilassamento, come la meditazione, o l'impegno in attività che portino conforto, come lo sport, l'arte o il tempo libero. Prendersi del tempo per sé, lontano dall'ambiente ospedaliero, può aiutarla a ricaricare le batterie e a ritrovare l'equilibrio emotivo.

Infine, per alcuni infermieri, la supervisione o il ricorso al supporto psicologico possono essere utili, fornendo uno spazio sicuro per esprimere ed elaborare le emozioni legate alla loro pratica.

La resilienza non è solo la capacità di superare le prove, ma anche quella di crescere attraverso di esse. Per gli infermieri di chirurgia maxillo-facciale, lo sviluppo di questa qualità non solo assicura un'assistenza ottimale ai pazienti, anche nei casi più complessi, ma preserva anche il loro benessere e la loro passione per questa professione impegnativa e profondamente gratificante.

L'importanza del supporto del team e debriefing

Nel trambusto di un reparto di chirurgia maxillo-facciale, l'importanza del lavoro di squadra non può essere sottovalutata. L'assistenza medica non è il lavoro di un singolo individuo, ma il risultato coordinato di un gruppo di esperti che mettono in comune le loro competenze e conoscenze. Il supporto del team e il debriefing sono due elementi cruciali che rafforzano questa coesione e garantiscono la qualità delle cure.

Supporto del team :
Gli interventi di chirurgia maxillo-facciale possono essere lunghi, delicati e stressanti. Durante questi momenti, l'interdipendenza tra i membri del team è palpabile. Un chirurgo dipende dal suo strumentista, che dipende dal suo assistente operativo, che a sua volta dipende dall'infermiere della sala di recupero. Questa catena di interdipendenza forma una rete solida e rassicurante per il paziente.
Il supporto del team non è solo assistenza tecnica. Si tratta anche di un supporto emotivo. Quando deve affrontare situazioni impegnative o decisioni difficili, sapere di poter contare sulla spalla o sull'esperienza di un collega è inestimabile. Questo senso di cameratismo e solidarietà non solo riduce lo stress, ma rafforza anche il senso di appartenenza e la motivazione all'interno del team.

Debriefing:
Dopo un intervento, soprattutto se è stato particolarmente complesso o se sono sorte delle complicazioni, è essenziale prendersi un momento per analizzare ciò che è accaduto. Qui entra in gioco il debriefing.
Il debriefing non è solo uno strumento per identificare possibili errori o miglioramenti. È innanzitutto un forum in cui ogni membro del team può esprimere i propri

49

sentimenti, preoccupazioni e suggerimenti. Offre un'opportunità di riflessione collettiva, incoraggiando l'apprendimento reciproco e rafforzando i legami di squadra.

Il debriefing ha anche una dimensione emotiva. Offre l'opportunità di esprimere sentimenti che altrimenti potrebbero rimanere repressi, come frustrazione, tristezza o incomprensione. Condividendo queste emozioni, il team spesso trova una forma di placamento e di risoluzione, evitando così un accumulo di tensione.

Nella chirurgia maxillo-facciale, dove la posta in gioco è sia tecnica che umana, non si può trascurare l'importanza del supporto del team e del debriefing. Questi elementi contribuiscono non solo all'efficacia e alla sicurezza delle cure, ma anche al benessere dei professionisti che, giorno dopo giorno, lavorano per la salute e il recupero dei loro pazienti.

Capitolo 6

COLLABORARE CON IL TEAM CHIRURGICO

Le dinamiche del team operativo

Il team operatorio è la forza motrice essenziale di ogni operazione di chirurgia maxillo-facciale di successo. Come un orologio svizzero, ogni componente deve lavorare in armonia per garantire efficienza, sicurezza e qualità delle cure. Le dinamiche di questo team sono modellate da relazioni interpersonali, competenze tecniche e ruoli ben definiti, tutti orchestrati con precisione.

La composizione del team :
L'équipe operatoria nella chirurgia maxillo-facciale è spesso composta dal chirurgo maxillo-facciale, dall'assistente chirurgico, dall'infermiere di sala operatoria (IBODE), dall'anestesista e dal tecnico di sterilizzazione. Ogni membro ha una funzione specifica, ma tutti devono lavorare in simbiosi.

Comunicazione :
La chiave di un team operativo efficiente è una comunicazione fluida e chiara. In chirurgia, dove ogni secondo è importante, è fondamentale che le istruzioni, le richieste e le osservazioni siano trasmesse in modo rapido e inequivocabile. Un chirurgo può richiedere uno strumento specifico all'IBODE, che deve anticipare questa necessità. L'anestesista deve informare costantemente il chirurgo sulle condizioni del paziente. Questa comunicazione assume spesso la forma di parole, ma anche di gesti, sguardi e una comprensione reciproca sviluppata attraverso l'esperienza.

Fiducia reciproca :
La fiducia è fondamentale per le dinamiche di squadra. Il chirurgo deve fidarsi del suo assistente per seguire i suoi movimenti e anticipare le sue esigenze. L'IBODE deve fidarsi dei suoi colleghi per mantenere un ambiente sterile. L'anestesista deve fidarsi del resto del team per segnalare

qualsiasi cambiamento nelle condizioni del paziente. Questa fiducia si costruisce nel tempo, con la formazione, la coerenza e la ripetizione.

Sfide e risoluzione dei conflitti:
Come in ogni team, possono sorgere tensioni. Disaccordi sulla tecnica, errori, incomprensioni o semplicemente la pressione dell'ambiente operativo possono portare ad attriti. La chiave è risolvere questi conflitti in modo rapido e professionale, mettendo al primo posto il benessere del paziente. Regolari debriefing e sessioni di formazione del team possono aiutare ad anticipare e gestire queste situazioni.

Formazione e sviluppo continui:
La chirurgia maxillo-facciale è un campo in costante evoluzione. Nuove tecniche, strumenti e tecnologie emergono regolarmente. Il team operatorio deve essere proattivo nella sua formazione per rimanere all'avanguardia della specialità. Questa sete di apprendimento rafforza anche la coesione del team, che si evolve e cresce insieme alle sue competenze.

Le dinamiche dell'équipe operatoria di chirurgia maxillo-facciale sono una complessa danza di competenze, fiducia e comunicazione. Quando funziona al meglio, non solo assicura il successo delle operazioni, ma crea anche legami professionali e personali duraturi tra i suoi membri. Questi legami sono il cuore pulsante di qualsiasi reparto chirurgico e spingono il team verso l'eccellenza.

Comunicazione interprofessionale

All'interno di un ospedale o di una clinica, la comunicazione interprofessionale è la pietra miliare per garantire la sicurezza del paziente e un'assistenza efficace.

Nella chirurgia maxillo-facciale, dove le procedure possono essere delicate, complesse e multidisciplinari, una comunicazione chiara e coordinata tra i vari professionisti sanitari è fondamentale. Questa comunicazione va oltre il semplice scambio di informazioni: stabilisce relazioni di fiducia, facilita il processo decisionale e assicura un coordinamento fluido delle cure.

La varietà di persone con cui parliamo:
La chirurgia maxillo-facciale non coinvolge solo il chirurgo e il paziente. Coinvolge una pletora di altri specialisti: anestesisti, radiologi, ortodontisti, patologi, infermieri, fisioterapisti e talvolta anche psicologi o assistenti sociali. Ognuno di questi professionisti apporta competenze specifiche e la loro collaborazione armoniosa è essenziale per una cura olistica del paziente.

L'importanza di un linguaggio comune :
Con tanti esperti coinvolti, è fondamentale stabilire un linguaggio comune per evitare malintesi. La terminologia medica può variare da una specialità all'altra. Concordare un vocabolario comune che tutti possano comprendere è il primo passo verso una comunicazione interprofessionale efficace.

Strumenti di comunicazione :
Cartelle cliniche condivise, sistemi informatici integrati e riunioni di consultazione multidisciplinare (RCP) sono tutti strumenti che promuovono una comunicazione fluida. Gli RCP, in particolare, sono momenti chiave in cui tutti gli specialisti coinvolti in un caso si riuniscono per discutere, scambiare idee ed elaborare un piano di trattamento ottimale.

Gestire i disaccordi:
I disaccordi sono inevitabili in un ambiente multidisciplinare. Ciò che conta, tuttavia, è come vengono

gestiti. Una comunicazione aperta, rispettosa e reattiva può spesso risolvere le differenze e portare al consenso. È fondamentale ricordare che l'obiettivo principale è il benessere del paziente.

Formazione alla comunicazione interprofessionale :

Riconoscendo l'importanza di questa abilità, molte istituzioni e organizzazioni professionali offrono oggi corsi di formazione specifici sulla comunicazione interprofessionale. Questi corsi mirano a rafforzare le capacità interpersonali, a sensibilizzare sulle prospettive delle altre specialità e a promuovere una cultura di collaborazione e di rispetto reciproco.

La comunicazione interprofessionale nella chirurgia maxillo-facciale non è un lusso, ma una necessità. Assicura che ogni paziente benefici di un'assistenza completa, in cui tutte le aree di competenza sono mobilitate e coordinate per fornire la migliore cura possibile. Coltivando questa cultura della comunicazione, gli operatori sanitari non solo aumentano la loro efficienza, ma costruiscono anche la fiducia dei pazienti nel team che si prende cura di loro.

L'importanza delle revisioni della morbilità e mortalità

Nel mondo medico, l'autovalutazione e l'apprendimento continuo sono essenziali per garantire la sicurezza del paziente e migliorare continuamente la qualità dell'assistenza. Le analisi di morbilità e mortalità (MMR) svolgono un ruolo centrale a questo proposito, in particolare in specialità delicate come la chirurgia maxillo-facciale.

Che cos'è un RMM?

Una revisione della morbilità e della mortalità è una riunione strutturata in cui gli operatori sanitari esaminano i casi in cui i pazienti hanno subito complicazioni (morbilità) o sono morti (mortalità). L'obiettivo non è quello di attribuire colpe, ma di comprendere le cause sottostanti, imparare da questi eventi e apportare miglioramenti.

Imparare dagli errori:

Anche nelle mani più competenti, la medicina non è mai priva di rischi. Le complicazioni possono insorgere per una serie di motivi, che si tratti di un fattore imprevisto nel paziente, di una decisione clinica o di un difetto sistemico. Analizzando questi casi in profondità, i team possono identificare le aree di miglioramento, sia nelle tecniche, che nelle procedure o nella comunicazione.

Promuovere una cultura della sicurezza:

Le MMR svolgono un ruolo essenziale nel promuovere una cultura della sicurezza all'interno delle strutture mediche. Incoraggiando la trasparenza, l'onestà e la condivisione delle esperienze, aiutano a destigmatizzare gli errori medici. Invece di nascondere o negare gli errori, i professionisti sono incoraggiati a esaminarli in modo costruttivo.

Migliorare le procedure e i protocolli:

Grazie alle lezioni apprese dalle MMR, gli ospedali possono implementare cambiamenti concreti per migliorare la sicurezza dei pazienti. Che si tratti di adottare nuove tecnologie, modificare i protocolli chirurgici o rafforzare la formazione continua, le azioni risultanti da queste revisioni hanno un impatto diretto sulla qualità dell'assistenza.

Rafforzare la coesione del team:

Le MMR possono anche rafforzare la coesione e la collaborazione all'interno dei team medici. Riunendo professionisti di diverse discipline per discutere apertamente di sfide complesse, creano uno spazio di fiducia e rispetto reciproci.

Le revisioni di morbilità e mortalità sono molto più di una formalità amministrativa. Riflettono un impegno profondo verso l'eccellenza clinica e la sicurezza del paziente. Nella chirurgia maxillo-facciale, dove i margini di errore sono ridotti e le conseguenze potenzialmente gravi, il loro ruolo è ancora più cruciale. Sono un pilastro del miglioramento continuo, che assicura che ogni intervento, ogni decisione, sia informata dalle lezioni del passato.

Capitolo 7

ANATOMIA
E
FISIOLOGIA
REGIONE
MAXILLO-
FACCIALE

Strutture ossee

L'esplorazione della chirurgia maxillo-facciale richiede una conoscenza approfondita dell'anatomia del viso, in particolare delle strutture ossee. Queste ossa formano l'ossatura del viso, sostengono i tessuti molli e svolgono un ruolo cruciale in funzioni come la masticazione, la parola e la respirazione.

1. L'osso frontale :
Situato nella parte superiore del viso, l'osso frontale forma la fronte e la parte superiore delle orbite. Svolge un ruolo essenziale nella protezione del cervello e nell'espressione del viso.

2. Ossa mascellari (mascella superiore) :
Sono le ossa mascellari superiori che sostengono i denti superiori e formano il palato duro. Svolgono un ruolo essenziale nella masticazione e nel parlare.

3. L'osso mandibolare (mascella inferiore) :
È l'osso più grande del viso, mobile e articolato con il cranio. Sostiene i denti inferiori ed è essenziale per masticare, parlare e aprire/chiudere la bocca.

4. Le ossa zigomatiche (o ossa malari) :
Situati su entrambi i lati del viso, formano gli zigomi e sono coinvolti nella formazione dell'orbita oculare.

5. L'osso nasale :
Sono le piccole ossa alla base del naso che contribuiscono alla forma e alla struttura di questa parte del viso.

6. Le ossa palatine :
Situate dietro le ossa mascellari, formano la parte posteriore del palato duro e il pavimento della cavità nasale.

7. Le ossa lacrimali :
Queste piccole ossa, situate all'interno dell'orbita, sono in contatto con il dotto lacrimale.

8. L'osso del vomere :
È un osso sottile e piatto che forma la parte posteriore del setto nasale.

9. Le ossa etmoidi e sfenoidi :
Queste ossa complesse si trovano alla base del cranio e svolgono un ruolo essenziale nella formazione delle orbite e nella separazione della cavità nasale dal cervello.

10. La conca nasale inferiore:
È responsabile della circolazione e dell'umidificazione dell'aria inspirata attraverso le narici.
Implicazioni chirurgiche :

La conoscenza delle strutture ossee è fondamentale per il chirurgo maxillo-facciale. Sia per la ricostruzione dopo un trauma, sia per la correzione di malformazioni congenite o per interventi estetici, ogni osso facciale ha le sue particolarità anatomiche e funzionali. Le tecniche chirurgiche, gli approcci e le procedure variano a seconda dell'osso coinvolto e delle strutture adiacenti.

La chirurgia maxillo-facciale è un campo altamente preciso, che richiede un'ampia competenza anatomica. Le strutture ossee facciali, con la loro complessità e interrelazione, sono al centro di questa specialità, garantendo la funzionalità e l'estetica del viso.

Vascolarizzazione e innervazione

La chirurgia maxillo-facciale, con la sua enfasi sul restauro e la riparazione delle strutture facciali, richiede una conoscenza approfondita della vascolarizzazione e dell'innervazione di questa regione. Questo è fondamentale non solo per il successo funzionale delle operazioni, ma anche per minimizzare le complicanze e garantire un recupero ottimale.

<u>Vascolarizzazione :</u>

La circolazione del sangue nel viso è assicurata principalmente dai rami dell'arteria carotide esterna.

Arteria facciale: segue un percorso tortuoso attraverso il viso, rifornendo le labbra, il naso e le palpebre.

Arteria mascellare: questa arteria più profonda fornisce il sangue ai denti, ai seni paranasali, al palato e a parte dei muscoli masticatori.

Arteria temporale superficiale: sale verso il cuoio capelluto, rifornendo la tempia e il cuoio capelluto anteriore.

Arteria angolare: è la continuazione dell'arteria facciale e vascolarizza la parte laterale del naso e parte dell'orbita.

Il ritorno venoso è assicurato dalle vene che accompagnano queste arterie, che drenano infine nelle vene giugulari interne ed esterne.

<u>Innervazione :</u>

Il viso è innervato principalmente da rami del nervo trigemino (V), che è il quinto nervo cranico.

Ramo oftalmico (V1): Innerva la palpebra superiore, la fronte e la parte anteriore del cuoio capelluto.

Ramo mascellare (V2): questo ramo innerva la palpebra inferiore, la guancia, il naso, il labbro superiore e il palato.

Ramo mandibolare (V3): responsabile dell'innervazione della mascella inferiore, compreso il labbro inferiore, e di alcuni muscoli masticatori.

Anche altri nervi cranici svolgono un ruolo, come il nervo facciale (VII) per i muscoli dell'espressione facciale, e i nervi glossofaringei (IX) e vago (X) per le regioni più posteriori della bocca e della gola.

Implicazioni chirurgiche :

La conoscenza precisa della vascolarizzazione e dell'innervazione è essenziale per evitare complicazioni, in particolare l'emorragia e i deficit sensoriali o motori. Inoltre, consente al chirurgo di eseguire anastomosi vascolari e nervose durante le ricostruzioni complesse, assicurando una vitalità e una funzione ottimali del tessuto trapiantato o riparato.

Inoltre, grazie ai progressi della tecnologia, la chirurgia maxillo-facciale può ora utilizzare tecniche di imaging avanzate per mappare queste strutture prima dell'intervento, offrendo una migliore pianificazione chirurgica.

L'arte della chirurgia maxillo-facciale risiede tanto nella conoscenza teorica approfondita delle strutture anatomiche quanto nell'abilità tecnica. La vascolarizzazione e l'innervazione del viso sono elementi chiave di questa conoscenza, che garantiscono interventi sicuri ed efficaci.

Caratteristiche del tessuto : muscoli, pelle e mucose

La chirurgia maxillo-facciale non si limita alle ossa e alle articolazioni, ma interagisce profondamente con i vari tessuti che rivestono e sostengono queste strutture. Una comprensione intima delle particolarità dei tessuti è essenziale per garantire il successo estetico e funzionale degli interventi.

1. I muscoli:
Il viso è un'orchestra di muscoli che danno espressione, emozione e funzione. Sono così complessi che ogni muscolo ha un ruolo preciso.

- **Muscoli della masticazione**: comprendono il massetere, il temporale e gli pterigoidi (laterali e mediali). Sono essenziali per aprire, chiudere e muovere la mascella.
- **Muscoli di espressione facciale**: questi muscoli, come l'orbicolare, lo zigomatico maggiore e il frontale, consentono una serie di espressioni emotive, dalla sorpresa al sorriso.

L'intervento su questi muscoli richiede un'estrema delicatezza per evitare la paralisi o l'asimmetria post-operatoria.

2. La pelle:
La pelle del viso è unica. È sottile, ha una ricca irrorazione sanguigna ed è spesso esposta al sole.
- **Elasticità e guarigione**: La pelle del viso è elastica e ha un'impressionante capacità di guarigione. Tuttavia, è essenziale eseguire incisioni precise per garantire una cicatrice minima e discreta.
- **Variazioni regionali**: la pelle varia notevolmente tra fronte, palpebre, guance e mento in termini di spessore ed elasticità.

3. Membrane mucose:
Le mucose sono i rivestimenti interni della bocca, delle guance e del naso. Sono umide, sensibili e svolgono un ruolo fondamentale per le sensazioni e le funzioni.
- **Guarigione**: Le mucose hanno una capacità di guarigione rapida, ma possono essere soggette a infezioni se non vengono curate adeguatamente.
- **Sensibilità**: sono riccamente innervate, rendendo le procedure chirurgiche in queste aree particolarmente delicate.

Implicazioni chirurgiche:

Quando lavorano su questi tessuti, i chirurghi devono tenere conto della loro vascolarizzazione, innervazione e delle loro proprietà uniche, per ridurre al minimo la cicatrice, preservare la sensazione e garantire un recupero e una funzionalità ottimali.

Per esempio, quando si eseguono lifting o interventi estetici, è fondamentale capire come interagiscono la pelle e i muscoli per ottenere un risultato naturale. Allo stesso modo, nella chirurgia orale, la comprensione delle membrane mucose è essenziale per garantire una guarigione corretta e prevenire le complicazioni.

I tessuti molli del viso, sebbene spesso messi in ombra dall'attenzione prestata alle strutture ossee nella chirurgia maxillo-facciale, svolgono un ruolo altrettanto vitale. La loro complessità e interdipendenza richiedono una particolare competenza e attenzione per garantire i migliori risultati chirurgici.

Capitolo 8

STRUMENTI E TECNOLOGIE IN CHIRURGIA MAXILLO-FACCIALE

Strumenti chirurgici comuni
e il loro utilizzo

La chirurgia maxillo-facciale, come altre specialità chirurgiche, richiede una gamma specifica di strumenti per eseguire interventi precisi e specializzati. Questi strumenti sono progettati per adattarsi alle complesse e delicate strutture anatomiche del viso e della mascella. Ecco alcuni degli strumenti più comunemente utilizzati e il loro ruolo specifico:

1. Strumenti di dissezione e di esposizione :
   - **Bisturi: sono** lame affilate utilizzate per effettuare incisioni precise. Possono avere diversi disegni e dimensioni di lama, adatti alle diverse aree del viso.
   - **Forbici chirurgiche**: utilizzate per tagliare i tessuti. Le forbici possono essere diritte o curve e sono adatte alla dissezione fine o grossolana.
   - **Divaricatori**: strumenti per ritrarre i tessuti e fornire una migliore visibilità durante l'intervento. Alcuni sono auto-ritraenti, mentre altri richiedono una manipolazione manuale.
2. Strumenti di presa e fissaggio :
   - **Pinze da dissezione**: vengono utilizzate per afferrare e stabilizzare delicatamente i tessuti durante la dissezione o la sutura.
   - **Pinze emostatiche**: sono utilizzate per afferrare e bloccare i vasi sanguigni, arrestando l'emorragia. Esempi comuni sono le pinze Kelly e Crile.
3. Strumenti ossei :
   - **Osteotomi**: strumenti affilati per tagliare o modellare l'osso.
   - **Roditori**: utile per rimuovere o tagliare pezzi di ossa.
   - **Martelli chirurgici**: utilizzati con gli osteotomi per applicare forze precise durante il taglio dell'osso.

4. Strumenti di sutura :

- **Portaaghi**: tengono fermi gli aghi durante la sutura dei tessuti.
- **Pinzette**: utilizzate per manovrare e posizionare le suture durante il posizionamento o la rimozione.

5. Strumenti specializzati:

- **Sonda lacrimale**: uno strumento sottile per esplorare e liberare i dotti lacrimali.
- **Sega oscillante**: Utilizzata per le osteotomie, in particolare durante la chirurgia ortognatica.
- **Trapani chirurgici**: per preparare siti per impianti dentali o per altre operazioni che richiedono fori nell'osso.

6. Aspirazione :

- **Cannule di aspirazione**: vengono utilizzate per rimuovere i fluidi, come il sangue o la saliva, per mantenere pulito e sgombro il campo operatorio.

La chirurgia maxillo-facciale richiede una combinazione di strumenti, che vanno da quelli di base a dispositivi altamente specializzati. Ogni strumento è progettato per ottimizzare l'efficienza e la sicurezza delle operazioni. La perfetta padronanza di questi strumenti, unita alla conoscenza approfondita dell'anatomia del viso, è essenziale per garantire i migliori risultati chirurgici.

Tecnologia di imaging : radiografia, scanner, risonanza magnetica

La chirurgia maxillo-facciale, essendo una specialità incentrata sulla complessa anatomia del viso, del cranio e della mascella, si affida molto all'imaging medico per la diagnosi, la pianificazione e la valutazione degli interventi. Diamo un'occhiata più da vicino alle principali modalità di imaging utilizzate e alle loro caratteristiche specifiche in questo campo:

1. Radiografia :

   Panoramica dentale: si tratta di una tecnica radiografica che fornisce un'ampia visione della mascella superiore e inferiore. Viene comunemente utilizzata per valutare i denti, le mascelle e le patologie associate.

   Teleradiografia del cranio: una tecnica specializzata per visualizzare il cranio lateralmente. Viene spesso utilizzata in ortodonzia e in chirurgia ortognatica per valutare il rapporto tra cranio, mascella e denti.

2. Tomografia computerizzata (TC o scanner) :

   Rappresentazione trasversale: lo scanner utilizza i raggi X per produrre immagini a fette del corpo. Nella chirurgia maxillo-facciale, può fornire dettagli precisi delle ossa del viso e del cranio.

   Ricostruzione 3D: grazie alla moderna tecnologia, le immagini TC possono essere ricostruite per fornire una visione tridimensionale. Questo è particolarmente utile per la pianificazione chirurgica, come nel caso della chirurgia traumatica o ricostruttiva.

   TC a fascio conico (CBCT): Una variante dello scanner CT convenzionale, la CBCT è progettata appositamente per l'imaging cranio-facciale. Offre dettagli ad alta risoluzione con una dose di radiazioni ridotta, rendendola ideale per le procedure dentali e maxillo-facciali.

3. Risonanza magnetica (MRI) :

   Tessuti molli e vascolarizzazione: a differenza della TAC, che è eccellente per le ossa, la risonanza magnetica eccelle nella visualizzazione dei tessuti molli. Viene spesso utilizzata per valutare masse, tumori o infezioni nei tessuti molli del viso e della cavità orale.

   Imaging senza radiazioni: La risonanza magnetica utilizza i campi magnetici, non le radiazioni, il che la rende ideale per le valutazioni ripetute o per i pazienti sensibili alle radiazioni.

Contrasto: l'uso di agenti di contrasto nella risonanza magnetica può aiutare a evidenziare determinate patologie o strutture vascolari.

La diagnostica per immagini svolge un ruolo fondamentale nella chirurgia maxillo-facciale. Che si tratti di diagnosticare una patologia, pianificare un intervento o monitorare il recupero post-operatorio, ogni modalità di imaging offre vantaggi specifici. La scelta tra una radiografia, una TAC o una risonanza magnetica dipenderà dalla domanda clinica a cui rispondere e dai dettagli anatomici necessari per la valutazione. Grazie a queste tecnologie, i chirurghi possono operare con maggiore precisione, migliorando i risultati dei pazienti.

Innovazioni recenti: chirurgia assistita da robot, Tecniche di ricostruzione 3D

Il mondo della chirurgia maxillo-facciale è in costante evoluzione, con nuove tecnologie e tecniche che emergono ogni anno. Tra queste innovazioni, la chirurgia assistita da robot e le tecniche di ricostruzione 3D si sono particolarmente distinte negli ultimi anni.

1. Chirurgia assistita da robot :

Maggiore precisione: i robot chirurgici offrono una precisione eccezionale, riducendo il rischio di errore umano. Questo è particolarmente utile nelle aree delicate del viso, dove è fondamentale un margine di errore minimo.

Meno invasiva: le incisioni sono spesso più piccole con la chirurgia robotica, con conseguente riduzione delle cicatrici e tempi di recupero più rapidi per il paziente.

Migliore accessibilità: nelle aree difficili da raggiungere, i bracci articolati del robot possono raggiungere con una facilità che la mano umana non può sempre eguagliare.

Formazione e simulazione: Le piattaforme robotiche consentono anche ai chirurghi di allenarsi su simulazioni prima di eseguire operazioni reali, aumentando le loro abilità e la fiducia.

2. Tecniche di ricostruzione 3D :

Pianificazione chirurgica: con il software di ricostruzione 3D, i chirurghi possono visualizzare la struttura anatomica del paziente in tre dimensioni. Questo permette di pianificare e simulare le operazioni con una precisione senza pari.

Stampa 3D: combinando la ricostruzione 3D con la stampa 3D, è possibile creare impianti o guide chirurgiche su misura per ogni paziente. Che si tratti di sostituire l'osso perso o di guidare un'incisione, questa tecnologia offre una personalizzazione senza precedenti.

Visualizzazione durante l'operazione: alcuni sistemi avanzati consentono ai chirurghi di sovrapporre immagini 3D al campo operatorio durante l'operazione, fungendo da guida in tempo reale.

Formazione e istruzione: I modelli 3D possono essere utilizzati anche per formare studenti e giovani chirurghi, fornendo loro una rappresentazione realistica delle sfide che dovranno affrontare in sala operatoria.

Le innovazioni tecnologiche stanno trasformando la chirurgia maxillo-facciale, offrendo notevoli vantaggi sia ai chirurghi che ai pazienti. La chirurgia assistita da robot promette maggiore precisione e sicurezza, mentre le tecniche di ricostruzione 3D aprono le porte a una personalizzazione e a una pianificazione chirurgica senza precedenti. Insieme, queste innovazioni spingono indietro i confini di ciò che è possibile fare nel campo e promettono un'assistenza più efficace, più sicura e più personalizzata per i pazienti.

Capitolo 9

PATOLOGIE COMUNI E I TRATTAMENTI ASSOCIATI

Tumori e lesioni regione maxillo-facciale

La regione maxillo-facciale è un'area anatomicamente complessa che comprende la mascella, la bocca, il viso e parti del cranio. La presenza di una moltitudine di tessuti - ossei, dentali, mucosi, ghiandolari, nervosi e vascolari - rende questa regione suscettibile a una varietà di tumori e lesioni, sia benigni che maligni.

1. Tumori benigni :
   - **Cisti odontogene**: spesso associate a denti incastrati o a infezioni dentali, queste cisti possono causare un'espansione ossea e spesso richiedono un intervento chirurgico.
   - **Osteomi:** tumori ossei benigni che possono svilupparsi sulla mascella o su altre ossa del viso.
   - **Fibromi:** tumori del tessuto connettivo che possono verificarsi nelle gengive o nelle membrane mucose.
   - **Adenomi pleomorfi**: tumori delle ghiandole salivari, di solito la ghiandola parotide, che di solito sono benigni.
2. Tumori maligni :
   - **Carcinomi a cellule squamose:** i tumori maligni più comuni del cavo orale, generalmente associati a fattori di rischio come il fumo, il consumo di alcol o l'esposizione al papillomavirus umano (HPV).
   - **Adenocarcinomi:** tumori maligni che si sviluppano dalle ghiandole, come le ghiandole salivari.
   - **Sarcomi:** tumori maligni dei tessuti molli o delle ossa, rari ma potenzialmente aggressivi.
   - **Melanomi maligni:** sebbene siano più comuni sulla pelle, questi tumori a cellule pigmentate possono talvolta manifestarsi nella regione orale.
3. Lesioni precancerose:
   - **Leucoplachia:** una lesione bianca non sostituibile sulla mucosa orale, una parte della quale può svilupparsi in un tumore.

Eritroplasia: una lesione rossa, spesso vellutata, con un alto rischio di trasformazione maligna.

4. Cause e fattori di rischio:

Oltre ai fattori genetici, l'esposizione al tabacco, all'alcol, all'HPV e alla scarsa igiene orale possono aumentare la probabilità di sviluppare tumori in questa zona.

5. Diagnosi e trattamento :

La diagnosi viene solitamente effettuata mediante una biopsia, seguita da una diagnostica per immagini (raggi X, TAC, risonanza magnetica) per valutare l'estensione del tumore. Il trattamento può includere la chirurgia, la radioterapia, la chemioterapia o una combinazione di queste, a seconda della natura e della posizione del tumore.

I tumori e le lesioni della regione maxillo-facciale rappresentano uno spettro vario di patologie, da benigne a maligne. La gestione precoce da parte di un team multidisciplinare è essenziale per garantire la migliore prognosi possibile per il paziente. La conoscenza dei segni e dei sintomi da parte degli operatori sanitari, così come del pubblico, è fondamentale per una diagnosi precoce e un intervento di successo.

Traumi e fratture

Essendo la parte più prominente dell'anatomia umana, il viso è spesso il primo ad essere esposto a impatti o traumi. Che siano causati da incidenti stradali, cadute, atti di violenza o incidenti sportivi, i traumi maxillo-facciali possono variare di gravità, da abrasioni minori a fratture complesse.

1. Tipi comuni di fratture maxillo-facciali:
   - **Frattura del pavimento orbitale**: questo può portare l'occhio a sprofondare e richiede un intervento chirurgico per preservare la visione e l'estetica.
   - **Frattura mascellare**: colpisce la mascella superiore e può influenzare l'allineamento dentale.
   - **Frattura della mandibola**: la mascella inferiore è una delle ossa più frequentemente fratturate del viso.
   - **Fratture del complesso zigomatico**: coinvolgono le ossa prominenti degli zigomi.
   - **Fratture del naso**: spesso associate a lesioni sportive o alterchi.
2. Sintomi e segni:
   - Gonfiore e lividi
   - Dolore, in particolare durante la masticazione
   - Intorpidimento, dovuto a danni ai nervi
   - Malocclusione o cambiamento dell'allineamento dentale
   - Limitazione dell'apertura della bocca
   - Deformità visibile o palpabile
3. Diagnosi :
La diagnostica per immagini, come radiografie, TAC o risonanza magnetica, è essenziale per valutare l'estensione e la natura esatta della frattura. Anche un esame clinico approfondito è fondamentale.
4. Elaborazione :
   - **Chirurgia**: nei casi di fratture scomposte o complesse, spesso è necessario un intervento chirurgico per riallineare e fissare le ossa. Questo può comportare l'uso di placche, viti o fili.
   - **Trattamento conservativo**: per le fratture non scomposte, il riposo, gli antidolorifici e talvolta l'immobilizzazione possono essere sufficienti.
   - **Riabilitazione**: La fisioterapia può essere necessaria per recuperare la piena funzionalità della mascella, in particolare nei casi di rigidità o dolore persistenti.

5. Prevenzione :
La sensibilizzazione all'uso di dispositivi di protezione, come caschi e paradenti, durante le attività sportive è essenziale. Anche la promozione della sicurezza stradale e la prevenzione della violenza sono fondamentali.

I traumi e le fratture della regione maxillo-facciale non sono solo dolorosi, ma possono avere conseguenze estetiche e funzionali durature. Un trattamento tempestivo e appropriato è essenziale per ottimizzare i risultati e prevenire le complicazioni. Anche la sensibilizzazione sulla necessità di prevenire queste lesioni è fondamentale per ridurne l'incidenza.

Malformazioni congenite e correzioni chirurgiche

Le malformazioni congenite della regione maxillo-facciale sono anomalie presenti fin dalla nascita, derivanti da un disturbo nello sviluppo embrionale. Queste malformazioni possono avere conseguenze estetiche, funzionali e psicologiche. La chirurgia gioca un ruolo chiave nella correzione di queste anomalie per migliorare la qualità di vita dei pazienti.

1. Tipi comuni di malformazioni congenite:
   Labiopalatoschisi: si tratta di divisioni o aperture nel labbro superiore e/o nel palato. Possono essere unilaterali o bilaterali.
   Micrognazia o retrognazia: una mandibola piccola o posizionata in modo anomalo.
   Emangiomi: tumori benigni costituiti da vasi sanguigni anomali che possono svilupparsi sulla pelle o all'interno della bocca.

Sindromi cranio-facciali: come la sindrome di
  Crouzon o la sindrome di Apert, che comportano
  anomalie nello sviluppo del cranio e del viso.

2. Gestione chirurgica :

  Correzione della labiopalatoschisi: questi interventi
  sono spesso eseguiti in più fasi per riparare il difetto e
  migliorare la funzione e l'estetica. Il primo intervento
  viene solitamente eseguito durante l'infanzia.

  Avanzamento mandibolare: nei casi di micrognazia
  grave, può essere necessario un intervento per far
  avanzare la mandibola, migliorando così la funzione
  respiratoria e l'occlusione dentale.

  Asportazione degli emangiomi: se un emangioma è
  grande o rappresenta un rischio per le strutture vitali,
  può essere necessario un intervento chirurgico.

  Chirurgia craniofacciale: per le sindromi
  craniofacciali, spesso è necessario un intervento
  chirurgico complesso per rimodellare il cranio e il viso,
  migliorando la funzione cerebrale, la respirazione e
  l'aspetto.

3. L'importanza della gestione multidisciplinare:

La correzione delle malformazioni maxillo-facciali
congenite richiede spesso l'intervento di un team di
specialisti, tra cui chirurghi maxillo-facciali, ortodontisti,
pediatri, logopedisti, psicologi e altri professionisti della
salute.

4. Considerazioni psicosociali :

I bambini nati con malformazioni facciali possono
affrontare sfide psicologiche, come problemi di autostima e
il rischio di stigmatizzazione. L'assistenza psicologica è
essenziale per sostenere questi bambini e le loro famiglie.

Le malformazioni congenite della regione maxillo-facciale
possono presentare sfide considerevoli per i bambini e le
loro famiglie. Fortunatamente, grazie ai progressi della
chirurgia e della gestione multidisciplinare, molti bambini
possono sperare in un miglioramento significativo del loro

aspetto e della loro funzione. La chiave è un intervento precoce, un'attenta pianificazione e un follow-up a lungo termine per garantire i migliori risultati possibili.

Capitolo 10

CHIRURGIA ESTETICA MAXILLO-FACCIALE

Valutazione preoperatoria e le aspettative dei pazienti

La valutazione preoperatoria è una fase cruciale prima di qualsiasi intervento chirurgico. Non solo garantisce la sicurezza del paziente, ma allinea anche le sue aspettative con le reali possibilità offerte dalla chirurgia. Nella chirurgia maxillo-facciale, dato l'impatto estetico e funzionale dell'intervento, questa fase è di particolare importanza.

1. Valutazione clinica :
   - **Esame fisico**: comporta una valutazione dettagliata dell'area del viso, compresa la pelle, le ossa, i denti e i tessuti molli.
   - **Anamnesi medica**: comprendere le malattie di base, le allergie, i farmaci attuali o gli interventi chirurgici precedenti è fondamentale per evitare complicazioni.
   - **Esame dentale e occlusione**: può essere necessaria una valutazione dell'allineamento dentale e del morso, soprattutto per le procedure ortognatiche.
2. Imaging e altri test:
   - **Radiografie, TAC, risonanza magnetica**: queste immagini forniscono una visione dettagliata delle strutture interne, aiutando il chirurgo a pianificare l'intervento.
   - **Modelli dentali**: in alcuni casi, si possono realizzare dei calchi dentali per studiare l'occlusione.
   - **Esami del sangue**: possono essere richiesti per valutare la salute generale e controllare aspetti come la coagulazione.
3. Discussione sulle aspettative:
   - **Valutare i desideri del paziente**: è fondamentale capire cosa il paziente spera di ottenere dopo l'intervento.
   - **Corrispondenza con la realtà medica**: a volte le aspettative del paziente possono non essere

realistiche. Il chirurgo deve quindi chiarire ciò che è possibile dal punto di vista medico.

- **Rischi e benefici**: ogni intervento ha i suoi benefici e i suoi rischi. Il paziente deve essere informato in modo completo per poter dare un consenso informato.

4. Preparazione psicologica :

- **Impatto emotivo**: la chirurgia maxillo-facciale può avere un impatto significativo sull'autostima. A volte può essere necessaria una valutazione psicologica.

- **Sostegno**: incoraggiare i pazienti a parlare con le loro famiglie o a partecipare a gruppi di sostegno può aiutarli a prepararsi emotivamente all'intervento.

La valutazione preoperatoria è molto più di un semplice check-up medico. È il ponte tra i desideri e le preoccupazioni del paziente e la realtà medica di ciò che la chirurgia può offrire. Nella chirurgia maxillo-facciale, dove il risultato ha un impatto profondo sull'aspetto e sulla funzione, un'attenta valutazione e una comunicazione aperta sono essenziali per garantire la soddisfazione del paziente e il successo dell'operazione.

Tecniche chirurgiche comuni: rinoplastica, lifting del viso, genioplastica

La chirurgia estetica e ricostruttiva della regione maxillo-facciale comprende una varietà di interventi, ciascuno con tecniche e obiettivi specifici. Tre delle procedure più comuni in quest'area sono la rinoplastica, il lifting e la genioplastica.

1. Rinoplastica :
Si tratta di una procedura chirurgica volta a modificare la forma e/o la funzione del naso.

- Tipi :

Rinoplastica estetica: modifica la forma del naso per motivi estetici.

Rinoplastica funzionale: corregge le anomalie strutturali che possono causare problemi di respirazione.

Tecniche:

Approccio aperto: incisione alla base del naso che consente una visibilità diretta.

Approccio chiuso: incisioni all'interno delle narici senza incisione esterna visibile.

Risultati: oltre ai miglioramenti estetici, può migliorare la respirazione quando vengono corrette le deviazioni settali o altre anomalie interne.

2. Lifting del viso (o lifting cervico-facciale) :

Questo intervento è progettato per ringiovanire il viso correggendo la lassità dei tessuti.

Aree target :

Lifting della fronte: fronte e sopracciglia.

Lifting del medio viso: guance e regione perioculare.

Lifting della parte inferiore del viso e del collo: mascella, collo e area sotto il mento.

Tecniche:

Incisioni strategicamente posizionate intorno all'attaccatura dei capelli, alle orecchie e/o al collo.

Il retrapianto dei tessuti sottostanti e la rimozione della pelle in eccesso.

Risultati: aspetto ringiovanito, contorni più definiti e riduzione delle linee sottili e delle rughe.

3. Genioplastica :

Si tratta di un'operazione che modifica la forma del mento.

Tipi :

Avanzamento: Per un mento ritirato.

Recessione: per un mento prominente.

Tecniche:

Incisione all'interno della bocca o sotto il mento.

- Il mento viene avanzato con il fissaggio mediante placche e viti, oppure rimodellato rimuovendo parte dell'osso.
- **Risultati**: un mento più proporzionato al resto del viso, migliorando l'equilibrio facciale.

Sia per motivi estetici che funzionali, la chirurgia maxillo-facciale offre una serie di interventi che possono avere un impatto profondo sull'aspetto e sulla qualità di vita di una persona. Come per tutte le procedure, un consulto approfondito con un chirurgo qualificato è essenziale per determinare l'approccio migliore per ogni singolo paziente.

Assistenza post-operatoria e la gestione delle complicazioni

Il periodo post-operatorio gioca un ruolo essenziale nel recupero e nel successo di un'operazione maxillo-facciale. Durante questa fase, l'infermiere lavora a stretto contatto con il team medico per ridurre al minimo il rischio di complicazioni, alleviare il dolore e facilitare la convalescenza del paziente.

1. Assistenza post-operatoria :
   - **Monitoraggio immediato**: dopo l'intervento, il paziente viene generalmente trasferito nella sala di recupero, dove le funzioni vitali vengono monitorate attentamente.
   - **Gestione del dolore**: gli analgesici, spesso combinati con gli antinfiammatori, vengono somministrati per controllare il dolore.
   - **Cura delle ferite**: I punti, le medicazioni e i drenaggi vengono ispezionati regolarmente per individuare eventuali segni di infezione o di sanguinamento.
   - **Alimentazione e idratazione**: a seconda della natura dell'intervento, possono essere consigliati alimenti

liquidi o morbidi. Anche una buona idratazione è essenziale.

Mobilitazione: incoraggiare i pazienti a mobilitarsi gradualmente aiuta a prevenire complicazioni come la trombosi.

Consigli per il ritorno a casa: ai pazienti e alle loro famiglie vengono fornite raccomandazioni sull'assistenza domiciliare, sull'assunzione di farmaci, sulla dieta e sulle attività da evitare.

2. Gestione delle complicazioni:

Emorragia: un'emorragia post-operatoria eccessiva richiede un intervento rapido per individuare e controllare la fonte.

Infezione: i segni di infezione, come arrossamento, gonfiore o pus, devono essere trattati immediatamente con antibiotici.

Disturbi sensoriali: possono verificarsi intorpidimento o formicolio. Se questi sintomi persistono, potrebbe essere necessaria una valutazione neurologica.

Cicatrici anomale: l'ipertrofia cicatriziale o i cheloidi possono richiedere un ulteriore trattamento, come le iniezioni di steroidi o la chirurgia ricostruttiva.

Difficoltà respiratorie: in seguito ad alcuni tipi di intervento chirurgico, può esserci il rischio di ostruzione delle vie aeree che richiede un intervento urgente.

Disidratazione: un'assunzione insufficiente di liquidi può portare alla disidratazione, soprattutto se il paziente ha difficoltà a mangiare o bere dopo l'intervento.

Il periodo post-operatorio nella chirurgia maxillo-facciale è critico quanto l'operazione stessa. Un monitoraggio attento, una gestione appropriata e una comunicazione aperta con il paziente sono essenziali per garantire un recupero senza complicazioni. Se viene rilevata anche la più piccola anomalia, un intervento tempestivo e appropriato può prevenire complicazioni più gravi, garantendo così il successo a lungo termine dell'intervento.

Capitolo 11

ETICA E LEGALITÀ IN CHIRURGIA MAXILLO-FACCIALE

Diritti e doveri dei pazienti

Quando una persona diventa paziente in un ambiente medico, acquisisce una serie di diritti e di responsabilità. Questi diritti e doveri sono concepiti per garantire un'assistenza rispettosa ed efficace, coinvolgendo al contempo i pazienti nel loro processo di cura.

1. Diritti dei pazienti :

- **Diritto all'informazione**: i pazienti hanno il diritto di essere informati in modo chiaro e comprensibile sul loro stato di salute, sui trattamenti proposti, sui loro benefici e rischi e sulle possibili alternative.
- **Consenso informato**: nessun intervento o trattamento può essere effettuato senza il consenso libero e informato del paziente, a meno che non si tratti di un'emergenza pericolosa per la vita.
- **Diritto alla riservatezza**: tutte le informazioni riguardanti il paziente, compresa la sua identità, sono riservate. Possono essere condivise solo con il personale medico coinvolto nell'assistenza o con persone autorizzate dal paziente.
- **Diritto di accesso alle cartelle cliniche**: i pazienti hanno il diritto di consultare e ottenere una copia della propria cartella clinica.
- **Diritto al rispetto e alla dignità**: i pazienti devono essere trattati con rispetto, indipendentemente dalla loro età, sesso, origine o qualsiasi altra caratteristica.
- **Diritto alla non discriminazione**: l'assistenza non deve variare in base a criteri discriminatori.
- **Diritto di rifiutare il trattamento**: il paziente può rifiutare il trattamento o un intervento dopo averne compreso le conseguenze.
- **Diritto alla continuità dell'assistenza**: i pazienti hanno il diritto di ricevere un'assistenza continua e coordinata, adeguata alle loro esigenze.

2. I doveri del paziente:

Onestà e trasparenza: per garantire un'assistenza efficace, i pazienti devono fornire informazioni complete e accurate sul loro stato di salute, sulla loro storia, sui trattamenti in corso e su qualsiasi altra informazione rilevante.

Rispetto del personale medico: il rispetto degli operatori sanitari, del personale ospedaliero e degli altri pazienti è essenziale per il buon funzionamento della struttura medica.

Rispetto delle regole e delle procedure: questo include il rispetto degli orari di visita, delle procedure di salute e sicurezza, ecc.

Partecipazione attiva alle cure: sebbene i pazienti abbiano il diritto di rifiutare le cure, se vi acconsentono, devono partecipare attivamente al proprio processo di guarigione.

Responsabilità finanziaria: i pazienti devono adempiere ai loro obblighi finanziari nei confronti della struttura medica o dei fornitori di cure.

Il rapporto tra paziente e operatore sanitario si basa sulla fiducia reciproca. I diritti dei pazienti garantiscono un'assistenza medica rispettosa e incentrata sul paziente, mentre i loro doveri assicurano una collaborazione ottimale a beneficio della loro salute. Nel delicato campo della chirurgia maxillo-facciale, questa collaborazione è ancora più cruciale per garantire risultati ottimali.

Consenso informato e capacità decisionale

Al centro della relazione medica c'è il principio fondamentale del rispetto dell'autonomia del paziente. Da questo derivano due concetti chiave: il consenso informato e la capacità decisionale. Questi concetti, sebbene intimamente legati, sono distinti e svolgono un ruolo fondamentale, soprattutto in specialità come la chirurgia maxillo-facciale, dove gli interventi possono avere conseguenze estetiche e funzionali importanti.

1. Consenso informato :

Definizione: il consenso informato è il consenso liberamente dato da un paziente a un intervento medico dopo aver ricevuto tutte le informazioni necessarie per prendere una decisione informata.

Elementi del consenso informato :

Informazione: l'operatore sanitario deve fornire al paziente informazioni dettagliate sulla natura della procedura, sui benefici attesi, sui possibili rischi, sulle alternative disponibili e sulle conseguenze del non sottoporsi al trattamento.

Comprensione: il paziente deve avere la capacità cognitiva ed emotiva di comprendere le informazioni fornite.

Volontà: la decisione del paziente deve essere presa senza costrizioni o influenze esterne.

Documentazione: il consenso informato è spesso formalizzato in un documento scritto firmato dal paziente. Sebbene questo documento sia essenziale, il processo di consenso informato è molto più di una semplice formalità amministrativa.

2. Capacità decisionale :

Definizione: si tratta della capacità di un individuo di prendere decisioni sulle proprie cure mediche. È determinata dalla capacità del paziente di comprendere, apprezzare, ragionare ed esprimere una preferenza in merito a una decisione medica.

Valutazione della capacità:

Comprensione: il paziente è in grado di comprendere le informazioni fornite dall'operatore sanitario?

- **Valutazione**: il paziente è in grado di valutare la rilevanza delle informazioni per la sua situazione?
- **Ragionamento** : Sono in grado di valutare i pro e i contro delle diverse opzioni?
- **Espressione della scelta**: possono esprimere chiaramente una preferenza?
- **Limiti alla capacità decisionale**: se un paziente è ritenuto incapace di prendere una decisione informata, la decisione può essere presa da un rappresentante legale o da un tutore. Tuttavia, è fondamentale cercare sempre di coinvolgere il paziente il più possibile.

Nella chirurgia maxillo-facciale, il rispetto dell'autonomia del paziente è di fondamentale importanza. I concetti di consenso informato e di capacità decisionale aiutano a garantire che ogni intervento non sia solo giustificato dal punto di vista medico, ma anche in linea con i desideri e i valori del paziente. In un campo in cui le conseguenze di un intervento chirurgico possono influenzare profondamente la vita di una persona, è essenziale stabilire una comunicazione trasparente e rispettosa tra il paziente e l'équipe medica.

Gestire i dilemmi etici comuni

Nella pratica medica, i dilemmi etici sorgono quando i principi morali fondamentali entrano in conflitto. Nella chirurgia maxillo-facciale, data la natura intima delle procedure che riguardano il viso - il riflesso della nostra identità - questi dilemmi possono essere particolarmente intensi.

1. Autonomia vs. benevolenza :

   Dilemma: un paziente desidera un intervento di chirurgia estetica per assomigliare a una celebrità, ma il chirurgo ritiene che il risultato non sarà naturale o vantaggioso a lungo termine.

   Gestione: avviare un dialogo aperto con il paziente, chiarendo le sue motivazioni e informandolo sui rischi e i benefici. Pur rispettando l'autonomia del paziente, il chirurgo deve assicurarsi che il paziente prenda una decisione informata.

2. Non maleficenza vs. benevolenza :

   Dilemma: un paziente ha bisogno di un'operazione potenzialmente dolorosa per ripristinare la funzionalità della mascella, ma è ansioso e riluttante.

   Gestione: sebbene il chirurgo desideri fare ciò che è benefico (beneficenza), deve anche assicurarsi di non causare danni (non-maleficenza). Un approccio potrebbe essere quello di esplorare metodi alternativi o complementari per gestire il dolore e l'ansia del paziente.

3. Giustizia vs. Autonomia :

   Dilemma: è disponibile una procedura costosa, ma il sistema sanitario dispone di risorse limitate. Chi dovrebbe beneficiarne?

   Gestione: il team medico deve valutare l'utilità e la necessità dell'intervento per ogni paziente. Le decisioni devono basarsi su criteri clinici equi, piuttosto che sulla capacità di pagare o sullo status sociale.

4. Riservatezza vs. riservatezza:

   Dilemma: un adolescente vuole fare un'operazione senza informare i genitori.

   Gestione: in molte giurisdizioni, è necessario il consenso dei genitori per gli interventi sui minori. Tuttavia, se l'adolescente è considerato maturo, si può considerare un'eccezione. Il chirurgo deve bilanciare il diritto alla riservatezza dell'adolescente con il principio di beneficialità.

5. Risultati estetici e funzionali:

Dilemma: l'intervento può ripristinare la funzione ma alterare l'aspetto, o viceversa.

Gestione: una comunicazione trasparente è essenziale. Il paziente deve essere pienamente informato dei vantaggi e degli svantaggi di ciascuna opzione e deve partecipare attivamente alla decisione.

Quando ci si trova di fronte a dilemmi etici, spesso non esiste un'unica risposta "corretta". Nella chirurgia maxillo-facciale, come in altri campi medici, la cosa più importante è impegnarsi in un processo di riflessione etica, coinvolgere attivamente il paziente e, ove possibile, consultare i comitati etici o i colleghi per avere ulteriori prospettive. La chiave sta nel delicato equilibrio tra il rispetto dell'autonomia del paziente e l'agire nel suo interesse.

Capitolo 12

COMUNICAZIONE CON IL PAZIENTE E LA FAMIGLIA

Tecniche di comunicazione efficace

La comunicazione è un elemento essenziale del rapporto medico-paziente, in particolare in una specialità come la chirurgia maxillo-facciale, dove le implicazioni estetiche, funzionali ed emotive delle operazioni sono strettamente intrecciate. Una comunicazione chiara, empatica ed efficace può migliorare la soddisfazione del paziente, creare fiducia e migliorare i risultati clinici.

1. Ascolto attivo :

   Capire prima di essere capito: prestare la massima attenzione al paziente, senza interruzioni. Questo le permette di comprendere appieno le sue preoccupazioni.

   Riflessione: Ripeta ciò che ha sentito per confermare la sua comprensione.

2. Linguaggio non verbale :

   Contatto visivo: questo stabilisce un legame di fiducia e dimostra che lei è impegnato nella conversazione.

   Gesti aperti: eviti di incrociare le braccia o di sedersi. Adotti una postura aperta, sporgendosi verso il paziente.

3. Ponga domande aperte:

   Incoraggiare il paziente a parlare in dettaglio, ponendo domande come: "Può dirmi di più su...?", invece di domande chiuse che richiedono risposte "sì" o "no".

4. Convalidare i sentimenti del paziente:

   Riconoscere e convalidare le emozioni del paziente, ad esempio: "Posso capire perché si sente così...".

5. Eviti il gergo medico:

   Utilizzi un linguaggio semplice e chiaro per spiegare le procedure, le diagnosi e i trattamenti. Si assicuri che il paziente comprenda ogni fase.

6. Utilizzo del "Teach-Back" :
    Dopo aver dato le informazioni, chieda al paziente di ripeterle ciò che ha capito. Questo è un modo per assicurarsi che le informazioni siano state assimilate correttamente.
7. Fornire risorse scritte:
    Consegni al paziente opuscoli o fogli informativi per integrare i colloqui verbali.
8. Incoraggiare le domande:
    Si assicuri che il paziente si senta a suo agio nel fare domande. Questo può chiarire eventuali malintesi e rafforzare la comprensione.
9. Stabilire una partnership :
    Considerare il paziente come un partner nelle decisioni di cura, coinvolgendolo attivamente nel processo decisionale.
10. Mostrare empatia:
    Mettersi nei panni del paziente, riconoscere le sue emozioni e mostrare comprensione può migliorare notevolmente la qualità della comunicazione.

Le tecniche di comunicazione non sono semplicemente strumenti per trasmettere informazioni, ma sono il fondamento del rapporto medico-paziente. Nella chirurgia maxillo-facciale, dove le procedure possono avere un impatto profondo sull'identità e sull'autostima, una comunicazione efficace è fondamentale. Investendo tempo ed energia nella formazione sulla comunicazione, i professionisti possono migliorare non solo l'esperienza del paziente, ma anche i risultati clinici.

Affrontare le cattive notizie e aspettative non soddisfatte

Nella chirurgia maxillo-facciale, come in molti altri campi medici, può capitare che il professionista si trovi di fronte al delicato compito di comunicare al paziente notizie deludenti o inaspettate. Ciò può essere dovuto a complicazioni, risultati indesiderati o scoperte inaspettate. Gestire queste situazioni con compassione, tatto e chiarezza è essenziale per mantenere la fiducia e facilitare la comprensione del paziente.

1. Preparazione :

Anticipare le reazioni: cercare di prevedere le emozioni e le domande del paziente, in modo da essere preparati a rispondere.

Scelga l'ambiente giusto: Si assicuri di avere un luogo tranquillo e riservato per parlare, privo di distrazioni.

2. Utilizzo del modello SPIKES :

Questo modello è comunemente usato per dare cattive notizie in campo medico:

S - Impostazione: Si assicuri che il luogo sia appropriato e che non venga interrotto.

P - Percezione (percezione): Chiedere al paziente cosa sa già o cosa percepisce della situazione.

I - Invito (Invitation) : Chieda il permesso di condividere la notizia, ad esempio: "Vuole che le dia maggiori dettagli sui risultati?".

K - Conoscenza: Dare informazioni in modo chiaro ed evitare il gergo medico. Sia diretto ma empatico.

E - Emozioni (Emozioni): riconoscere e convalidare le emozioni del paziente. "Capisco che questo possa essere deludente per lei".

S - Strategia: Proponga una strategia o un piano d'azione per il futuro.

3. Sia onesto ma empatico:

Eviti di minimizzare o esagerare la situazione. Sia concreto, ma mostri compassione e comprensione.

4. Fornisca informazioni chiare:
   Assicurarsi che il paziente comprenda la situazione. Può essere utile fornire informazioni scritte o risorse aggiuntive.
5. Incoraggiare le domande:
   Lasci che il paziente esprima le sue preoccupazioni e faccia domande per chiarire la sua comprensione.
6. Riconoscere le aspettative non soddisfatte:
   Parlare apertamente delle speranze o delle aspettative che il paziente aveva inizialmente e discutere le ragioni per cui questi risultati non sono stati raggiunti.
7. Proporre soluzioni o alternative:
   Se possibile, offra delle opzioni per il futuro, in termini di altri interventi, trattamenti complementari o supporto psicologico.
8. Permettere il tempo :
   Lasciare che il paziente elabori la notizia. Potrebbe essere utile fissare un altro appuntamento per discutere la questione in modo più dettagliato o per rispondere ad altre domande.

Comunicare notizie difficili richiede sensibilità, pazienza e onestà. I professionisti della chirurgia maxillo-facciale, di fronte alle speranze estetiche e funzionali dei pazienti, devono essere particolarmente attenti a questa dimensione del rapporto curante-paziente. Adottando un approccio incentrato sul paziente e utilizzando tecniche di comunicazione efficaci, è possibile gestire queste situazioni delicate con dignità e compassione.

Sostenere le famiglie e i loro cari nei momenti di stress

Nel mondo della chirurgia maxillo-facciale, l'attenzione si concentra spesso sul paziente, ma dietro ogni paziente c'è una famiglia o una persona cara che sta affrontando questa prova. Un intervento chirurgico di qualsiasi tipo genera inevitabilmente stress e ansia, non solo per il paziente, ma anche per le persone che lo circondano. Queste emozioni possono essere esacerbate dall'incertezza, dalla paura dell'ignoto e dalle implicazioni estetiche e funzionali degli interventi maxillo-facciali.

In qualità di professionista sanitario, è essenziale comprendere il ruolo cruciale che la famiglia e gli amici svolgono nel recupero e nel benessere del paziente. Spesso sono la principale fonte di sostegno, offrendo conforto, incoraggiamento e assistenza pratica.
Riconoscere le loro esigenze, preoccupazioni e sentimenti è un passo essenziale per garantire un'assistenza olistica. Ciò significa offrire informazioni chiare e aggiornate sulla procedura, sul recupero e sulle possibili complicazioni, in modo che i parenti possano sentirsi informati e coinvolti.

Ma oltre a fornire informazioni, è altrettanto importante fornire un supporto emotivo. Le cliniche e gli ospedali potrebbero prendere in considerazione l'organizzazione di sessioni di gruppo per le famiglie, offrendo uno spazio per condividere le esperienze, fare domande e ricevere sostegno reciproco. I parenti, come i pazienti, possono beneficiare della consulenza o della terapia per aiutarli a gestire lo stress e l'ansia associati all'intervento chirurgico.

È anche essenziale incoraggiare una comunicazione aperta. Inviti le famiglie a esprimere le loro preoccupazioni, a fare domande e a condividere i loro sentimenti. Quando si sentono ascoltati e compresi, sono meglio attrezzati per sostenere il loro caro durante il periodo post-operatorio.

La chiave è la collaborazione. Lavorando in partnership con i familiari, coinvolgendoli attivamente nel processo di cura e riconoscendo il loro ruolo essenziale, possiamo offrire al paziente un ambiente rassicurante e curativo.

In conclusione, se il paziente è al centro del processo di cura della chirurgia maxillo-facciale, le persone a lui vicine ne costituiscono le fondamenta. Offrendo sostegno, informazioni e comprensione a queste persone, non solo aiutiamo il paziente nella sua guarigione, ma rafforziamo anche il tessuto di sostegno intorno al paziente, creando una dinamica di cura più forte ed efficace.

Capitolo 13

GESTIONE DELLE EMERGENZE IN CHIRURGIA MAXILLO-FACCIALE

Protocolli di risposta alle emergenze

Nel campo della chirurgia maxillo-facciale, le situazioni di emergenza possono presentarsi all'improvviso, richiedendo un'azione rapida, coordinata e precisa per garantire la sicurezza e il benessere del paziente. Queste situazioni possono andare dal trauma facciale all'emorragia post-operatoria e alle infezioni gravi. Per questo motivo, è fondamentale disporre di protocolli di risposta alle emergenze ben definiti.

1. Valutazione iniziale e triage:
All'arrivo di un'emergenza, è fondamentale una valutazione rapida ma approfondita. I segni vitali del paziente, come la respirazione, il polso e la pressione sanguigna, devono essere controllati immediatamente. Allo stesso modo, è essenziale valutare la coscienza, la capacità respiratoria e la stabilità emodinamica.

2. Gestione delle vie aeree:
Proteggere e mantenere le vie aeree è la priorità assoluta. Il trauma maxillo-facciale può causare un'ostruzione, e in caso di **emergenza** può essere necessaria l'intubazione o addirittura la tracheostomia.

3. Controllo dello spurgo :
Le lesioni facciali possono sanguinare abbondantemente a causa della ricca vascolarizzazione dell'area. La compressione diretta è il primo passo, seguita da una valutazione per determinare se è necessario un intervento chirurgico per fermare l'emorragia.

4. Valutazione delle lesioni:
Una volta che la situazione del paziente si è stabilizzata, deve essere effettuata una valutazione completa delle lesioni. Questo include un esame fisico, radiografie e altre tecniche di imaging per determinare l'entità delle lesioni.

5. Gestione delle fratture:

Le fratture devono essere stabilizzate per evitare ulteriori lesioni e per preparare un eventuale intervento chirurgico. Questo può comportare l'uso di stecche o altri dispositivi.

6. Trattamento delle infezioni:

Le infezioni gravi richiedono un intervento rapido, compresa la somministrazione di antibiotici. Se viene identificata una fonte di infezione, come un ascesso, può essere necessaria l'incisione e il drenaggio.

7. Comunicazione e coordinamento:

Una comunicazione chiara tra tutti i membri del team medico è essenziale. Chirurghi, anestesisti, infermieri e radiologi devono lavorare in armonia per garantire un'assistenza ottimale.

8. Monitoraggio e rivalutazione :

Dopo il trattamento iniziale, il paziente deve essere monitorato e rivalutato regolarmente per garantire che la sua condizione rimanga stabile e che non si sviluppino altre complicazioni.

La chirurgia maxillo-facciale, per la sua complessità e importanza vitale, richiede una preparazione e una reattività impeccabili in caso di emergenza. I protocolli di risposta alle emergenze sono progettati per guidare gli operatori sanitari attraverso i passi cruciali per salvare vite umane, preservare la funzionalità e ridurre al minimo le sequele a lungo termine. Questi protocolli, combinati con una formazione regolare ed esercitazioni pratiche, assicurano che il team sia sempre pronto ad agire in qualsiasi situazione di emergenza.

Lavorare insieme con i servizi di emergenza

La collaborazione interdipartimentale, in particolare tra i reparti di chirurgia maxillo-facciale e i servizi di emergenza, è fondamentale per garantire un'assistenza ottimale al paziente. I traumi al viso, accidentali o patologici, sono spesso trattati dai servizi di emergenza prima di essere indirizzati agli specialisti di chirurgia maxillo-facciale. La fluidità di questa transizione, basata su una stretta collaborazione, è fondamentale per la sicurezza e il benessere del paziente.

1. Protocolli comuni e formazione incrociata :
È essenziale che i team del pronto soccorso e della chirurgia maxillo-facciale condividano protocolli comuni per la gestione iniziale delle lesioni facciali. Questo può includere una formazione incrociata in cui i chirurghi maxillo-facciali partecipano alle sessioni di formazione del reparto di emergenza e viceversa.

2. Comunicazione efficace:
Lo scambio rapido di informazioni cliniche accurate è fondamentale. L'uso di sistemi integrati di cartelle cliniche elettroniche, di canali di comunicazione diretti e di strumenti di telemedicina può facilitare questo scambio.

3. Trasferimenti e linee guida :
Procedure chiaramente stabilite per il trasferimento dei pazienti tra i vari reparti possono accelerare la gestione, minimizzare la duplicazione degli esami e ridurre i tempi di attesa per il paziente.

4. Riunioni interdisciplinari regolari:
L'organizzazione di incontri regolari tra i due dipartimenti consente di discutere i casi, condividere le esperienze e migliorare costantemente le procedure. Questi incontri favoriscono anche una migliore comprensione reciproca dei ruoli e delle responsabilità.

5. Scenari di simulazione ed esercizi pratici:
La creazione di simulazioni di emergenze maxillo-facciali può aiutare a preparare i team a lavorare insieme in modo

coordinato in situazioni reali. Queste simulazioni possono riguardare scenari come un grave trauma facciale, un'emorragia importante o un'ostruzione delle vie aeree.

6. Continuità delle cure:
Il follow-up post-operatorio è essenziale. I servizi di emergenza devono essere informati dei risultati dell'operazione e del follow-up post-operatorio, in modo da avere una visione d'insieme della cura del paziente.

7. Educazione del paziente e della famiglia:
I due servizi devono collaborare per fornire ai pazienti e alle loro famiglie informazioni chiare e coerenti sulla natura della lesione, sugli interventi previsti e sull'assistenza post-operatoria.

La collaborazione tra i reparti di chirurgia maxillo-facciale e i servizi di emergenza è un'alleanza necessaria per garantire ai pazienti un'assistenza rapida, efficiente e di alta qualità. Questa sinergia richiede una comunicazione aperta, una formazione continua e una comprensione reciproca dei ruoli e delle responsabilità di ciascun reparto. In definitiva, è il paziente a trarre i maggiori benefici da questa stretta collaborazione, grazie a un'assistenza coordinata e ottimizzata.

Supporto psicologico post-emergenza per pazienti e personale

Quando si tratta di traumi facciali e di interventi complessi di chirurgia maxillo-facciale, l'impatto psicologico è spesso profondo quanto le implicazioni fisiche. La regione facciale svolge un ruolo centrale nell'identità personale, nella comunicazione non verbale e nell'interazione sociale. Un trauma o un intervento in quest'area può avere ripercussioni emotive importanti, sia per il paziente che per il team medico coinvolto. Il supporto psicologico dopo un'emergenza è quindi essenziale per un recupero completo.

1. Per i pazienti :

Identificazione precoce: tutti i pazienti sottoposti a chirurgia maxillo-facciale devono essere valutati per il disagio psicologico. Ciò consente di identificare precocemente i segni di ansia, depressione o altri disturbi e di fornire un supporto adeguato.

Consulenza: la consulenza può aiutare i pazienti a comprendere ed elaborare le loro emozioni. Un follow-up regolare con un professionista qualificato può affrontare questioni come la percezione di sé, le preoccupazioni fisiche e il reinserimento sociale.

Gruppi di sostegno: l'incontro con altre persone che hanno vissuto esperienze simili può fornire una visione preziosa e un senso di cameratismo.

Educazione: comprendere la natura della lesione, il processo di guarigione e le aspettative post-operatorie può ridurre l'ansia.

2. Per il team medico:

Debriefing post-emergenza: dopo un intervento particolarmente difficile o traumatico, è essenziale riunire il team per discutere dell'esperienza. Si tratta di un'opportunità per esprimere le emozioni, chiarire gli eventi e ricevere il sostegno dei colleghi.

Formazione sulla comunicazione empatica: imparare a comunicare con compassione ed empatia può aiutare l'équipe medica a interagire meglio con i pazienti traumatizzati e le loro famiglie.

Accesso al supporto professionale: psicologi o assistenti sociali devono essere a disposizione del team, sia per sessioni individuali che per gruppi di supporto.

Gestione dello stress: le tecniche di rilassamento, la meditazione e altri metodi di gestione dello stress possono essere utili per il team, soprattutto dopo operazioni lunghe e complesse.

Il supporto psicologico post-emergenza è una componente cruciale dell'assistenza in chirurgia maxillo-facciale. Mentre le lesioni o le deformità possono guarire nel tempo, le cicatrici emotive richiedono cure e attenzioni dedicate. Prendendo in considerazione il benessere emotivo del paziente e del team, il processo di guarigione può essere più completo, più rapido e più olistico.

Capitolo 14

PREVENZIONE ED EDUCAZIONE PER I PAZIENTI

La prevenzione e l'educazione sono le pietre miliari della medicina moderna. Nella chirurgia maxillo-facciale, sono di fondamentale importanza, non solo per evitare possibili interventi, ma anche per preparare e informare i pazienti prima e dopo l'intervento. Insieme, questi due elementi contribuiscono a una migliore gestione complessiva, riducendo i rischi e migliorando i risultati.

In termini di prevenzione, è essenziale rendere i pazienti consapevoli delle situazioni di rischio che potrebbero portare a un trauma maxillo-facciale. Questo può comportare consigli sulla sicurezza stradale, come l'uso delle cinture di sicurezza, l'uso del casco sulle due ruote, o l'importanza di evitare comportamenti rischiosi, come la guida in stato di ebbrezza. E quando si tratta di sport di contatto, l'uso di dispositivi di protezione come i paradenti può prevenire molte lesioni.

L'educazione avviene durante tutta la carriera medica del paziente. Prima di un'operazione, è fondamentale informare il paziente sull'esatta natura della procedura, sui suoi benefici e rischi e sulle cure post-operatorie necessarie. Una corretta comprensione consente ai pazienti di partecipare attivamente al loro recupero, riducendo così il rischio di complicazioni.

Dopo l'operazione, l'educazione continua a svolgere un ruolo chiave. I pazienti devono essere informati in modo esauriente sull'assistenza a casa, su come riconoscere i segni di infezione o altre complicazioni e sulle misure da adottare per garantire un recupero ottimale. L'educazione comprende anche informazioni sull'alimentazione appropriata, sulla gestione del dolore e su eventuali terapie complementari che possono aiutare il recupero.

La prevenzione e l'educazione, se correttamente integrate nel percorso di cura, formano una forte alleanza. Non solo aiutano a ridurre al minimo gli interventi, ma assicurano anche che ogni intervento sia il più sicuro ed efficace possibile. I pazienti sono quindi più preparati, più autonomi e spesso più soddisfatti del processo e dei risultati ottenuti. È quindi essenziale che tutti i professionisti della chirurgia maxillo-facciale considerino questi due aspetti come parte integrante della loro missione, per il benessere e la salute ottimale dei loro pazienti.

Prevenzione del trauma facciale

Il viso, sede della nostra identità ed espressione, è anche una regione anatomicamente complessa, particolarmente vulnerabile alle lesioni. I traumi facciali possono essere devastanti sia dal punto di vista funzionale che estetico. È quindi essenziale implementare strategie preventive per ridurre l'incidenza e la gravità di queste lesioni.

1. Sensibilizzazione alla sicurezza stradale:
Gran parte delle lesioni facciali sono causate da incidenti stradali. Promuovere l'uso delle cinture di sicurezza e del casco per i ciclisti e i motociclisti è fondamentale. È anche fondamentale inculcare l'importanza di non guidare sotto l'effetto di alcol, droghe o quando si è stanchi.

2. Sport e attività del tempo libero:
Gli sport di contatto come il rugby, l'hockey o la boxe presentano un rischio maggiore di lesioni facciali. L'uso di paradenti, caschi con griglie di protezione per il viso e altri equipaggiamenti specifici può prevenire gran parte di queste lesioni. Gli allenatori e le istituzioni sportive hanno la responsabilità di incoraggiare e implementare queste misure di sicurezza.

3. Ambiente di lavoro :
In alcune professioni, come l'edilizia o l'industria, il rischio di lesioni facciali è più elevato. Indossare occhiali di sicurezza, caschi e maschere può ridurre notevolmente

questi rischi. Una formazione regolare sulla sicurezza e la prevenzione sul posto di lavoro è essenziale.

4. Prevenzione domestica :
Molti incidenti avvengono in casa. Che si tratti di cadute, incidenti con gli attrezzi o incidenti in cucina, essere consapevoli dei pericoli in casa e prendere semplici precauzioni può prevenire molte lesioni.

5. Sensibilizzazione della comunità:
L'educazione e la sensibilizzazione svolgono un ruolo importante nella prevenzione. Campagne locali, workshop e programmi scolastici dedicati alla prevenzione dei traumi possono avere un impatto significativo.

6. Ricerca e innovazione:
Anche la ricerca continua sulla sicurezza, come lo sviluppo di caschi più performanti o di veicoli più sicuri, contribuisce a ridurre le lesioni facciali.

La prevenzione del trauma facciale non è solo una questione di buon senso o di prudenza individuale. Richiede un approccio multidimensionale, che coinvolge l'educazione, la consapevolezza, la ricerca e l'attuazione di norme di sicurezza rigorose. Lavorando insieme, possiamo ridurre in modo significativo gli infortuni e le loro conseguenze, preservando la salute e la qualità della vita di tutti.

Educazione sulla cura post-operatoria

Quando un paziente si sottopone a un intervento di chirurgia maxillo-facciale, la fase post-operatoria è cruciale quanto l'operazione stessa per garantire un recupero ottimale. Informare il paziente e, se del caso, i suoi parenti più prossimi, è essenziale per garantire che venga seguita un'adeguata assistenza post-operatoria e che il rischio di complicazioni sia ridotto al minimo.

1. Gestione del dolore :

Una delle preoccupazioni principali dopo l'intervento chirurgico è il dolore. È fondamentale informare il paziente sugli analgesici prescritti, il loro dosaggio, gli eventuali effetti collaterali e la durata dell'assunzione. È anche importante segnalare qualsiasi dolore eccessivo o prolungato.

2. Cura della ferita:

L'area operata richiede una cura specifica per prevenire le infezioni e promuovere la guarigione. Sono essenziali istruzioni chiare su come pulire la ferita, con quale frequenza medicarla e quali segni di infezione osservare (arrossamento, calore, secrezione purulenta).

3. Dieta e igiene orale :

A seconda della natura dell'intervento, possono essere necessarie restrizioni dietetiche. Possono essere fornite raccomandazioni sul tipo di cibo, sulla consistenza (liquido, morbido), nonché consigli sull'igiene orale post-operatoria, come l'uso di collutori antisettici o la tecnica di spazzolamento appropriata.

4. Attività fisica e riposo:

Il livello appropriato di attività post-operatoria deve essere chiaramente definito per evitare sforzi o pressioni sull'area operata. Le linee guida su quanto tempo riposare, quali attività evitare e quando riprendere l'esercizio fisico o tornare al lavoro sono fondamentali.

5. Follow-up e controlli medici:

I pazienti devono essere informati di tutti gli appuntamenti, gli esami o le sessioni di riabilitazione post-operatorie necessarie, per garantire che il recupero proceda come previsto.

6. Segnali di avvertimento :

È fondamentale sensibilizzare i pazienti sui segnali che indicano possibili complicazioni, come sanguinamento eccessivo, gonfiore improvviso, dolore intenso, intorpidimento o problemi respiratori.

7. Aspetti psicologici :

La chirurgia maxillo-facciale può avere implicazioni estetiche ed è essenziale affrontare la questione della percezione di sé dopo l'intervento, incoraggiando il paziente a discutere i propri sentimenti e, se necessario, a prendere in considerazione un supporto psicologico.

L'educazione post-operatoria è una parte essenziale della gestione chirurgica. Una comunicazione chiara, risorse educative adeguate e un follow-up regolare assicurano che i pazienti siano ben equipaggiati per affrontare il periodo post-operatorio, garantendo i migliori risultati possibili per la loro salute e il loro benessere.

Sensibilizzazione sui rischi associati al tabacco, all'alcol e ad altri fattori.

La chirurgia maxillo-facciale è una specialità che si concentra su un'area particolarmente sensibile del corpo umano: il viso e la bocca. Fattori esterni come il fumo, il consumo eccessivo di alcol e altre sostanze possono avere un impatto diretto sulla salute del cavo orale e del viso, nonché sul successo delle procedure chirurgiche.

1. Il tabacco: una minaccia silenziosa

Il fumo è uno dei più grandi nemici della salute orale. Non solo è una delle cause principali del cancro orale, ma ostacola anche la capacità del corpo di guarire dopo un intervento chirurgico.

  Effetti sulla salute orale: oltre al cancro, il fumo è legato alla parodontite, allo scolorimento dei denti e all'alito cattivo.

  Rischi post-operatori: i fumatori hanno un rischio maggiore di complicazioni dopo l'intervento, tra cui infezioni, problemi di cicatrizzazione e risultati esteticamente meno gradevoli.

2. Alcool: non solo un problema di fegato

Il consumo eccessivo di alcol non danneggia solo il fegato; può anche avere conseguenze disastrose per la salute orale e maxillo-facciale.

Effetti sulla salute orale: l'alcol secca la bocca, favorendo la crescita batterica. È anche un fattore di rischio per il cancro orale, soprattutto se associato al fumo.

Conseguenze chirurgiche: il consumo di alcol può aumentare il sanguinamento durante e dopo un intervento chirurgico. Può anche interagire con i farmaci prescritti e influenzare la guarigione.

3. Altri fattori da considerare

Oltre al tabacco e all'alcol, altre sostanze e comportamenti possono danneggiare la salute maxillo-facciale. Farmaci, alimentazione scorretta e igiene orale trascurata possono aggravare condizioni preesistenti o crearne di nuove.

4. La prevenzione come prima linea di difesa

Educare i pazienti sui pericoli del tabacco, dell'alcol e di altri fattori di rischio è essenziale. Evidenziando i rischi, offrendo risorse per smettere di fumare o ridurre il consumo di alcol e incoraggiando uno stile di vita sano, gli infermieri svolgono un ruolo cruciale nella prevenzione dei problemi di salute maxillo-facciale.

La chirurgia maxillo-facciale non si ferma in sala operatoria. La prevenzione, l'educazione e la consapevolezza dei rischi modificabili sono una parte essenziale della cura complessiva del paziente. Adottando un approccio proattivo, è possibile ridurre il numero di casi che richiedono un intervento e migliorare notevolmente la qualità di vita dei pazienti.

Capitolo 15

INFEZIONI E COMPLICAZIONI POST-OPERATORIO

Riconoscere segni precoci di infezione

Il corpo umano ha un'incredibile capacità di autoguarigione, ma in alcune circostanze una lesione, un intervento chirurgico o una malattia possono portare a un'infezione. Nella chirurgia maxillo-facciale, come in altre specialità mediche, la gestione tempestiva delle infezioni è fondamentale per prevenire complicazioni più gravi. A tal fine, è essenziale riconoscere i primi segni di infezione.

1. Arrossamento e calore locale
Uno dei primi segni di infezione è il rossore della pelle intorno all'area interessata. Questo è spesso associato a una sensazione di calore al tatto. Questi sintomi sono dovuti all'aumento del flusso sanguigno verso l'area infetta, un meccanismo di difesa naturale dell'organismo.

2. Gonfiore o edema
Il gonfiore è spesso segno di un accumulo di liquidi, cellule immunitarie e batteri nell'area interessata. Nella chirurgia maxillo-facciale, questo può essere osservato intorno alla bocca, al collo o al viso.

3. Dolore o aumento della sensibilità
Il dolore è la reazione del corpo a un aggressore. Un'area infetta è spesso dolorosa al tatto o spontaneamente. Il dolore può aumentare progressivamente con lo sviluppo dell'infezione.

4. Pus o secrezione
La presenza di pus è un chiaro segno di infezione. Si tratta di un liquido denso, spesso di colore bianco, giallo o verde, contenente cellule immunitarie, batteri morti e tessuti vivi o morti.

5. Febbre e brividi
La febbre è la risposta dell'organismo a un'infezione. Aiuta l'organismo a combattere i batteri o i virus creando un ambiente meno favorevole alla loro moltiplicazione. I brividi sono spesso un segno di un rapido aumento della temperatura corporea.

6. Stanchezza o malessere generale

Quando l'organismo sta combattendo un'infezione, è comune sentirsi stanchi o generalmente indisposti.

7. Alito cattivo o sapore sgradevole in bocca

In caso di infezione orale, la moltiplicazione dei batteri può provocare un alito cattivo o un sapore sgradevole.

Riconoscere i primi segni di infezione è fondamentale per un trattamento rapido ed efficace. Nella chirurgia maxillo-facciale, dove sono in gioco il viso e la bocca, questo è particolarmente importante. È quindi essenziale che i pazienti, gli infermieri e i medici siano attenti a questi sintomi, li prendano sul serio e li trattino rapidamente per evitare complicazioni.

Protocolli di gestione delle infezioni

La chirurgia maxillo-facciale, che si concentra sulle strutture essenziali del viso e della bocca, richiede un'attenzione particolare alla prevenzione e alla gestione delle infezioni. Un'infezione in quest'area può diventare rapidamente grave a causa della vicinanza delle vie respiratorie, dei nervi e dei vasi sanguigni principali. Ecco una panoramica dei protocolli di gestione delle infezioni specifici per questa specialità.

1. Prevenzione preoperatoria

   Profilassi antibiotica: somministrazione di antibiotici prima dell'intervento chirurgico per ridurre il rischio di infezione post-operatoria, in particolare per gli interventi chirurgici maggiori o per i pazienti immunocompromessi.

   Preparazione della pelle: pulizia rigorosa e antisepsi dell'area operatoria con soluzioni antisettiche adeguate.

2. Identificazione precoce

  ○ **Monitoraggio regolare**: esame quotidiano per individuare i segni di infezione, come arrossamento, calore, gonfiore, dolore o fuoriuscita di pus.

  ○ **Esami di laboratorio**: prescrizione di esami del sangue per rilevare un aumento dei globuli bianchi o altri segni di infezione.

3. Gestione attiva

  ○ **Coltura e test di suscettibilità agli antibiotici**: prelievo di qualsiasi scarico o pus per identificare l'agente patogeno e determinare l'antibiotico più appropriato.

  ○ **Terapia antibiotica mirata**: avvio o adeguamento degli antibiotici in base ai risultati dell'antibiogramma, per garantire un'azione efficace contro i batteri in questione.

  ○ **Drenaggio chirurgico**: in alcuni casi, l'evacuazione del pus o del liquido infetto è necessaria per ridurre la carica batterica e migliorare l'efficacia degli antibiotici.

4. Assistenza locale

  ○ **Pulizia regolare**: utilizzi soluzioni detergenti delicate per mantenere l'area pulita.

  ○ **Medicazioni antimicrobiche**: Uso di medicazioni impregnate di agenti antimicrobici per ridurre la proliferazione batterica.

  ○ **Protezione**: si assicuri che l'area infetta sia ben protetta per evitare ulteriori contaminazioni.

5. Follow-up post-operatorio

  ○ **Educazione del paziente**: informare il paziente sui segni di infezione e sull'importanza di un regolare monitoraggio post-operatorio.

  ○ **Visite di follow-up**: esaminare regolarmente il paziente per garantire la risoluzione dell'infezione e per anticipare eventuali segni di complicazioni.

6. Rivalutazione

Se, nonostante tutti i trattamenti, l'infezione persiste o peggiora, è necessaria una rivalutazione completa. Ciò può comportare un ulteriore intervento chirurgico, una modifica degli antibiotici o ulteriori indagini per identificare una possibile causa sottostante.

La gestione delle infezioni nella chirurgia maxillo-facciale è essenziale per garantire la sicurezza e il benessere del paziente. La combinazione di una prevenzione rigorosa, di un'identificazione precoce e di una gestione attiva delle infezioni, rafforzata dall'educazione del paziente e da un attento follow-up post-operatorio, è la chiave per ridurre al minimo il rischio e garantire i migliori risultati possibili.

Complicazioni specifiche chirurgia maxillo-facciale

La chirurgia maxillo-facciale, che si concentra sul viso, sulla mascella e sulla bocca, presenta sfide distinte ed è soggetta a complicazioni specifiche. Ecco una panoramica di queste complicazioni, che sono essenziali per ogni professionista che lavora in questo campo.

1. Emorragia ed ematoma
    Origine: il viso e il collo sono ricchi di vasi sanguigni, alcuni dei quali di grande importanza. La lesione di questi vasi può provocare un'emorragia significativa.
    Gestione: compressione locale, revisione chirurgica per la legatura e talvolta trasfusione di sangue.
2. Infezione
    Origine: nonostante i protocolli di asepsi, il rischio di infezione rimane, soprattutto a causa della vicinanza della cavità orale, che è naturalmente colonizzata da batteri.
    Gestione: terapia antibiotica, drenaggio chirurgico e cura locale.

3. Necrosi dei tessuti

> **Origine**: Una scarsa vascolarizzazione post-operatoria può compromettere la sopravvivenza dei tessuti.

> **Gestione**: reintervento, assistenza locale e, in alcuni casi, ricorso a procedure di ricostruzione.

4. Danni ai nervi

> **Origine: i** nervi facciali, in particolare il nervo facciale, possono essere danneggiati durante un intervento chirurgico, con conseguente paralisi o parestesia.

> **Gestione**: osservazione, fisioterapia e talvolta chirurgia ricostruttiva.

5. Problemi estetici e asimmetrie

> **Origine**: nonostante le precauzioni prese, la chirurgia può provocare cicatrici o asimmetrie antiestetiche.

> **Gestione**: revisioni chirurgiche, trattamenti laser, terapie di riempimento e supporto psicologico.

6. Complicazioni oculari

> **Origine**: un intervento chirurgico vicino all'orbita può portare a complicazioni come l'ectropion, l'entropion o persino lesioni oculari dirette.

> **Gestione**: trattamento medico, occhiali protettivi, chirurgia oculare.

7. Difficoltà respiratorie

> **Origine**: gli interventi sulla mascella o in prossimità delle vie respiratorie possono provocare edema o ostruzione.

> **Gestione**: monitoraggio in terapia intensiva, intubazione o tracheostomia in caso di emergenza.

8. Malocclusione

> **Origine**: i problemi di allineamento dei denti possono verificarsi dopo un intervento chirurgico alla mascella.

> **Gestione**: Ortodonzia, aggiustamenti dentali o chirurgia correttiva.

9. Fistole orosinus o oroantrali

> **Origine**: si tratta di comunicazioni anomale tra la bocca e i seni o la cavità nasale.

Gestione: chiusura chirurgica, antibiotici e cure dentali adeguate.

Ogni intervento di chirurgia maxillo-facciale è unico e il rischio di complicanze varia a seconda della procedura, del paziente e delle circostanze. Una conoscenza approfondita delle potenziali complicanze, combinata con una tecnica chirurgica impeccabile, una preparazione rigorosa e un attento monitoraggio post-operatorio, è essenziale per ottimizzare i risultati e la sicurezza del paziente.

Capitolo 16

LE SFIDE DELLA RIABILITAZIONE E FISIOTERAPIA

Valutazione e implementazione piani di riabilitazione

L'arte della chirurgia maxillo-facciale non si ferma in sala operatoria. La riabilitazione, la fase cruciale dopo qualsiasi intervento chirurgico, richiede una valutazione rigorosa e l'attuazione di piani personalizzati per garantire una guarigione ottimale e un ritorno graduale alla normalità per il paziente.

1. Valutazione iniziale post-operatoria

    Esame clinico: una valutazione approfondita del sito chirurgico è essenziale per individuare eventuali segni precoci di complicazioni.

    Valutazione del dolore: la gestione del dolore è un aspetto fondamentale della convalescenza. Una valutazione regolare, con l'ausilio di scale del dolore, consente di adattare il trattamento analgesico.

    Valutazione funzionale: la valutazione delle funzioni masticatorie, fonatorie e respiratorie è essenziale per comprendere le esigenze riabilitative immediate del paziente.

2. Elaborazione di un piano di riabilitazione

    Riabilitazione funzionale: coinvolgere il paziente in esercizi mirati per ripristinare la funzione, sia nei movimenti mandibolari, sia nel linguaggio o in altre funzioni orofacciali.

    Cura delle ferite: i consigli sulla pulizia, la medicazione e il monitoraggio delle ferite possono aiutare a prevenire le complicazioni e a promuovere una rapida guarigione.

    Alimentazione adattata: offrire una dieta adattata, spesso morbida o liquida, che si evolve con il progredire del recupero.

3. Monitoraggio e rivalutazioni

    Consultazioni regolari: le visite post-operatorie servono a valutare i progressi del recupero, a individuare eventuali complicazioni e ad adeguare il piano di riabilitazione.

- **Cercare le complicazioni tardive**: problemi come l'anchilosi articolare, le disfunzioni masticatorie o i problemi estetici possono comparire settimane o addirittura mesi dopo l'intervento.

4. Supporto psicologico

- **Ripercussioni emotive**: la chirurgia maxillo-facciale può avere un impatto considerevole sull'immagine corporea. È fondamentale offrire un supporto psicologico per aiutare i pazienti ad accettare e ad adattarsi a questi cambiamenti.
- **Gruppi di sostegno**: indirizzare i pazienti a gruppi di sostegno o a risorse della comunità può fornire loro prospettive e strategie di coping.

5. Collaborazione interdisciplinare

- **Lavoro di squadra**: logopedisti, fisioterapisti, dietologi, psicologi e altri professionisti possono svolgere un ruolo essenziale nel piano di riabilitazione.
- **Condividere le informazioni**: Garantire una comunicazione fluida tra tutte le persone coinvolte nella cura del paziente consente di fornire un'assistenza olistica.

La riabilitazione dopo un intervento di chirurgia maxillo-facciale è un percorso pieno di ostacoli e sfide. Tuttavia, con una valutazione accurata, un piano di cura su misura, un team dedicato e il supporto del paziente, i risultati possono essere non solo funzionali, ma anche in grado di cambiare la vita, restituendo ai pazienti la fiducia in se stessi e nel loro futuro.

Tecniche di fisioterapia specializzate

La chirurgia maxillo-facciale, che si concentra sulla struttura e sulla funzione del viso, della mascella e del collo, può lasciare i pazienti con limitazioni funzionali, dolore o problemi estetici dopo l'operazione. La fisioterapia svolge un ruolo essenziale nella riabilitazione post-operatoria, con l'obiettivo di ripristinare la funzione, ridurre il dolore e ottimizzare l'aspetto estetico.

1. Terapia manuale

   Mobilizzazione articolare: queste tecniche mirano a ripristinare la normale mobilità delle articolazioni temporomandibolari e cervicali.

   Massaggio miofasciale: concentrandosi sul rilascio delle tensioni e delle aderenze nella fascia, questa tecnica può migliorare la mobilità dei tessuti e ridurre il dolore.

2. Esercizi terapeutici

   Riabilitazione masticatoria: esercizi specifici per rafforzare e migliorare la coordinazione dei muscoli masticatori.

   Riabilitazione della deglutizione: per i pazienti con difficoltà di deglutizione post-operatorie.

   Esercizi di postura e di rafforzamento cervicale: incoraggiare una postura ottimale per ridurre la tensione inutile nell'area operata.

3. Tecniche neuromuscolari

   Elettroterapia: uso di correnti elettriche per stimolare la contrazione muscolare, ridurre il dolore e promuovere la guarigione.

   Biofeedback: una tecnica in cui i pazienti ricevono informazioni in tempo reale sulla loro funzione muscolare, aiutandoli a migliorare il loro controllo.

4. Drenaggio linfatico manuale

   Riduzione dell'edema: utilizzando movimenti delicati e ritmici, il terapeuta incoraggia il drenaggio del liquido in eccesso dall'area operata, riducendo così il gonfiore.

5. Tecniche termiche
   ◦ **Crioterapia**: l'applicazione di ghiaccio può aiutare a ridurre l'infiammazione e il dolore post-operatorio.
   ◦ **Termoterapia**: il calore può rilassare i muscoli tesi e migliorare la circolazione sanguigna nell'area operata.
6. Educazione del paziente
   ◦ **Strategie di autogestione**: educare i pazienti sulle tecniche che possono utilizzare a casa per gestire il dolore, la mobilità o altri sintomi.
   ◦ **Consulenza preventiva**: consigli sulla postura, sulle abitudini di sonno e sulle tecniche di stretching per evitare possibili recidive o complicazioni.

La fisioterapia specialistica per i pazienti che hanno subito un intervento di chirurgia maxillo-facciale è una collaborazione dinamica tra terapista e paziente. Combinando tecniche clinicamente testate con un'educazione personalizzata, fornisce ai pazienti gli strumenti e le competenze necessarie per un recupero completo e il ritorno a una vita normale.

Lavorare con i logopedisti e altri terapeuti

Nel vasto mondo della medicina, la chirurgia maxillo-facciale occupa un posto speciale, toccando sia l'estetica che la funzione essenziale del viso. La complessità di questa specialità richiede una collaborazione interprofessionale senza soluzione di continuità. I logopedisti, specializzati nei disturbi del linguaggio e della deglutizione, sono tra i protagonisti di questo team multidisciplinare.

I pazienti che hanno subito un intervento di chirurgia maxillo-facciale possono subire dei postumi che influenzano la loro capacità di parlare o di deglutire.

L'intervento del logopedista è quindi essenziale. Utilizzando tecniche specifiche, il logopedista lavorerà per ripristinare e ottimizzare queste funzioni essenziali, con un impatto diretto sulla qualità di vita del paziente. Non è raro che i pazienti sperimentino un disagio, un cambiamento nella voce o una difficoltà di articolazione dopo un'operazione. Grazie all'esperienza del logopedista, viene messo in atto un programma personalizzato, volto a ripristinare un linguaggio fluente e una deglutizione facile.

Ma la collaborazione non si ferma qui. L'assistenza post-operatoria nella chirurgia maxillo-facciale spesso coinvolge una moltitudine di professionisti della salute. I fisioterapisti, ad esempio, svolgono un ruolo cruciale nella riabilitazione funzionale, lavorando sulla mobilità del collo e della mascella, mentre i nutrizionisti assicurano che la dieta del paziente sia adattata alle sue capacità di masticazione e deglutizione. Anche gli psicologi possono essere coinvolti, offrendo un supporto emotivo di fronte alle sfide e ai cambiamenti che il paziente può incontrare.

Questa sinergia tra gli operatori sanitari garantisce un'assistenza completa al paziente, in cui ogni dettaglio e ogni possibile complicazione vengono anticipati e affrontati. Il ruolo dell'infermiere in questa collaborazione è centrale. In quanto perno del coordinamento delle cure, è in contatto diretto con ciascuno di questi specialisti, garantendo una comunicazione fluida ed efficace, essenziale per il successo del percorso di cura.

Lungi dall'essere un intervento isolato, la chirurgia maxillo-facciale fa parte di un approccio olistico, in cui ogni professionista - dal logopedista al fisioterapista, dal nutrizionista allo psicologo - apporta il proprio contributo, lavorando fianco a fianco per offrire ai pazienti la migliore qualità di vita possibile.

Capitolo 17

GESTIONE
DEL DOLORE

Valutazione del dolore

Il dolore è un'esperienza sensoriale ed emotiva spiacevole associata a un danno tissutale reale o potenziale. Nella chirurgia maxillo-facciale, una valutazione accurata del dolore è fondamentale, non solo per garantire il comfort del paziente, ma anche per prevenire possibili complicazioni post-operatorie. Questa valutazione deve essere multidimensionale, tenendo conto dell'intensità, della localizzazione, della natura e della durata del dolore, nonché del suo impatto sulla qualità di vita del paziente.

L'intensità del dolore viene spesso misurata utilizzando scale verbali, numeriche o visive, dando ai pazienti l'opportunità di quantificare come si sentono. Un semplice "Da 0 a 10, come valuta il suo dolore?" può fornire informazioni preziose all'équipe medica. Tuttavia, queste scale hanno dei limiti, soprattutto nel caso di bambini, anziani o persone con difficoltà di comunicazione.

La localizzazione del dolore permette di individuare l'origine del problema. Nella chirurgia maxillo-facciale, il dolore può avere origine nella mascella, nei denti, nelle gengive, nel viso o nei tessuti molli circostanti. Una mappatura precisa del dolore facilita la diagnosi e il trattamento appropriato.

La natura del dolore, se è lancinante, pulsante, sordo o acuto, può indicare diverse eziologie. Il dolore post-operatorio è spesso acuto e diminuisce nel tempo, mentre il dolore cronico può essere il segno di una complicazione o di una patologia sottostante.

La valutazione deve anche prendere in considerazione l'impatto del dolore sulla vita quotidiana del paziente: sonno disturbato, difficoltà a mangiare o a parlare, umore alterato, ecc. Questi fattori, sebbene soggettivi, sono essenziali per adattare il trattamento e fornire un'assistenza completa.

Infine, è fondamentale valutare regolarmente il dolore, soprattutto dopo l'intervento chirurgico. L'evoluzione del dolore, la sua intensificazione o attenuazione, può fornire indicazioni sul processo di guarigione o sulla comparsa di complicazioni.

L'infermiere svolge un ruolo centrale, essendo spesso il primo punto di contatto con il paziente. Grazie alla sua vicinanza e disponibilità, è in grado di raccogliere informazioni precise, rassicurare il paziente e modificare il trattamento analgesico, se necessario. Lavorando a stretto contatto con l'équipe medica, gli infermieri svolgono un ruolo attivo nella valutazione e nella gestione del dolore, assicurando che i pazienti sottoposti a chirurgia maxillo-facciale ricevano un'assistenza ottimale.

Protocolli analgesici specifici

La gestione del dolore è fondamentale nella chirurgia maxillo-facciale, non solo per garantire il comfort del paziente, ma anche per promuovere un recupero rapido ed efficace. I protocolli analgesici specifici per questa specialità tengono conto della natura e dell'entità dell'intervento, oltre che delle esigenze individuali del paziente.

Valutazione iniziale del dolore :
Prima di somministrare qualsiasi analgesico, è essenziale una valutazione completa del dolore. Ciò consente di determinare l'intensità, la localizzazione e la natura del dolore. Le scale di valutazione, come la Scala Analogica Visiva (VAS), sono strumenti preziosi a questo proposito.

139

Analgesia multimodale :

L'approccio multimodale prevede la combinazione di diversi farmaci analgesici per ottimizzare il sollievo dal dolore, riducendo al minimo gli effetti collaterali. Per esempio, un farmaco antinfiammatorio non steroideo (FANS) può essere combinato con il paracetamolo, o addirittura con gli oppioidi per il dolore più intenso.

Blocchi nervosi :

Per alcuni interventi, è possibile utilizzare un blocco nervoso per anestetizzare un'area specifica del viso. Questo non solo riduce il dolore post-operatorio, ma riduce anche la necessità di altri analgesici.

Oppioidi :

In caso di dolore grave, possono essere prescritti oppioidi come morfina, fentanil o ossicodone. Tuttavia, a causa del loro potenziale di dipendenza e degli effetti collaterali (nausea, costipazione, sonnolenza, ecc.), il loro uso deve essere attentamente monitorato.

Tenendo conto delle interazioni farmacologiche:

Alcuni pazienti possono assumere farmaci per altre patologie. È quindi essenziale valutare le possibili interazioni tra gli analgesici e questi farmaci.

Gestione degli effetti collaterali :

La somministrazione di analgesici può provocare effetti collaterali. Il monitoraggio regolare consente di individuarli precocemente e di adeguare il trattamento di conseguenza.

Rivalutazione regolare :

Il dolore deve essere valutato regolarmente e il protocollo analgesico deve essere adattato in base all'evoluzione del dolore e alle esigenze del paziente.

Educazione del paziente :

È fondamentale informare i pazienti sulla gestione del dolore a casa, compresa l'importanza di attenersi alle dosi prescritte e di segnalare eventuali effetti avversi.

Gli infermieri di chirurgia maxillo-facciale svolgono un ruolo fondamentale nell'implementazione e nel monitoraggio dei protocolli analgesici. Ascoltando i pazienti e applicando la loro esperienza, assicurano il loro benessere, garantendo una gestione del dolore ottimale e personalizzata.

Tecniche non mediche gestione del dolore

Il dolore, in quanto fenomeno complesso, può essere influenzato da fattori fisiologici, psicologici e sociali. Nella chirurgia maxillo-facciale, sebbene i farmaci siano la prima linea di trattamento per il dolore post-operatorio, sta diventando sempre più comune integrare questo approccio basato sui farmaci con tecniche non farmacologiche. Queste tecniche hanno il vantaggio di ridurre la necessità di analgesici, di minimizzare gli effetti collaterali e di offrire ai pazienti una gestione completa del dolore.

Terapie manuali :

Massaggio: questa tecnica aiuta a rilassare i muscoli, a migliorare la circolazione sanguigna e a favorire la secrezione di endorfine, gli antidolorifici naturali del corpo.

Fisioterapia: movimenti specifici ed esercizi di mobilizzazione possono aiutare ad alleviare il dolore e a prevenire la rigidità post-operatoria.

Terapie cognitivo-comportamentali :

Rilassamento e respirazione profonda: queste tecniche aiutano a ridurre lo stress,

141

l'ansia e la tensione muscolare, tutti fattori che possono amplificare la percezione del dolore.

Ipnosi medica: modifica la percezione del dolore e facilita il rilassamento.

Tecniche di distrazione :

Musicoterapia: ascoltare musica o partecipare a sessioni di musicoterapia può ridurre il dolore e l'ansia.

Realtà virtuale: l'immersione in un ambiente virtuale può distrarre i pazienti dal dolore.

Stimolazione elettrica transcutanea (TENS) :

Questa tecnica utilizza impulsi elettrici per stimolare i nervi, bloccando la trasmissione del dolore.

Termoterapia e crioterapia :

L'applicazione di calore può rilassare i muscoli e migliorare la circolazione, contribuendo ad alleviare il dolore.

L'applicazione del freddo può ridurre l'infiammazione e intorpidire l'area dolorosa.

Agopuntura e agopressione :

Queste tecniche tradizionali cinesi possono aiutare ad alleviare il dolore stimolando punti specifici del corpo.

Biofeedback :

Questa tecnica insegna ai pazienti a controllare alcune funzioni fisiologiche (come la frequenza cardiaca) per gestire meglio il dolore.

Aromaterapia :

L'uso di oli essenziali specifici può aiutare a ridurre il dolore e l'ansia.

Incorporando queste tecniche non medicinali nei protocolli di cura, l'infermiere di chirurgia maxillo-facciale può offrire ai pazienti una gestione olistica del dolore. Tuttavia, è essenziale adattare questa gestione alle esigenze e alle preferenze del paziente e valutarne regolarmente l'efficacia.

Capitolo 18

CHIRURGIA MAXILLO-FACCIALE PEDIATRICA

Differenze anatomiche
e fisiologia nei bambini

La gestione dei bambini nella chirurgia maxillo-facciale presenta sfide particolari a causa delle differenze anatomiche e fisiologiche che li distinguono dagli adulti. Una comprensione approfondita di queste variazioni è fondamentale per fornire un'assistenza adeguata e sicura ai pazienti più giovani.

- Cranio e viso :
    - **Fontanelle**: i bambini nascono con aree morbide sul cranio, chiamate fontanelle, che si chiudono gradualmente con la crescita.
    - **Proporzioni** : La testa di un bambino è proporzionalmente più grande di quella di un adulto rispetto al resto del corpo.
    - **Seni paranasali**: i seni frontali iniziano a svilupparsi solo dopo i due anni e non si formano completamente fino all'adolescenza.
- Dentizione :
    - I bambini hanno una prima serie di denti, i denti da latte, che cadono gradualmente per far posto alla dentizione permanente.
    - L'eruzione dei denti può variare notevolmente da un bambino all'altro.
- Tratto respiratorio :
    - **Dimensioni**: le vie respiratorie dei bambini sono più strette, il che li rende più suscettibili alle ostruzioni.
    - **Epiglottide**: più grande e meno flessibile nei bambini, aumenta il rischio di ostruzione.
    - **Lingua**: proporzionalmente più grande della bocca.

Sistema circolatorio :

Frequenza cardiaca: i bambini hanno una frequenza cardiaca più elevata e un tasso metabolico basale più alto.

Volume di sangue: anche una minima perdita di sangue durante un'operazione può avere conseguenze più gravi per un bambino, a causa del suo basso volume totale di sangue.

Ossa e tessuti molli :

Crescita ossea: le placche di crescita (epifisi) sono aree di tessuto cartilagineo attivo in cui avviene la crescita ossea e che sono sensibili alle lesioni.

Elasticità dei tessuti: la pelle e i tessuti dei bambini sono più elastici, il che può influire sulle tecniche di sutura.

Risposta fisiologica :

I bambini possono avere una risposta fisiologica diversa ai farmaci, che richiede un adeguamento dei dosaggi.

La loro capacità di regolare la temperatura è meno sviluppata, rendendoli più vulnerabili alle variazioni di temperatura.

Sviluppo cognitivo ed emotivo :

I bambini non sempre capiscono cosa sta accadendo loro, il che può portare all'ansia.

Potrebbero avere difficoltà a comunicare il loro dolore o disagio.

Queste differenze, tra l'altro, richiedono una formazione specializzata per i professionisti che lavorano nella chirurgia maxillo-facciale pediatrica. L'approccio alle cure deve essere adattato non solo alle esigenze anatomiche e fisiologiche del bambino, ma anche alle sue esigenze psicologiche ed emotive.

Sfide specifiche assistenza pediatrica

La chirurgia maxillo-facciale nei bambini è un'area delicata, che richiede una particolare competenza. Oltre alle differenze anatomiche e fisiologiche, ci sono molte altre sfide uniche per l'assistenza pediatrica in questo settore.

Comprensione limitata :
I bambini possono non capire la necessità di un intervento chirurgico, rendendo più difficile la preparazione preoperatoria. Spiegare in modo adeguato alla loro età e al loro livello di comprensione è fondamentale.

Gestire l'ansia :
La sala operatoria può essere un ambiente intimidatorio per un bambino. La paura dell'ignoto, la separazione dai genitori e l'esposizione agli strumenti chirurgici possono causare grande ansia.

Considerazioni farmacologiche :
I bambini reagiscono ai farmaci in modo diverso dagli adulti. Il dosaggio, la somministrazione e il monitoraggio degli effetti collaterali richiedono un'attenzione particolare.

Comunicazione :
A seconda dell'età, i bambini potrebbero non essere in grado di esprimere chiaramente il loro dolore o disagio, richiedendo metodi di valutazione appropriati.

Consenso informato :
Sebbene i bambini più grandi possano contribuire al processo decisionale, di solito sono i genitori o i tutori a dare il loro consenso. Questo può talvolta portare a situazioni complesse, in cui i desideri del bambino differiscono da quelli dei genitori.

Implicazioni a lungo termine :

L'intervento chirurgico può avere implicazioni per la crescita e lo sviluppo futuri del bambino. È essenziale considerare questi impatti quando si pianifica un intervento chirurgico.

Aspetti psicosociali :

Le cicatrici o i cambiamenti nell'aspetto possono avere implicazioni psicosociali per il bambino, soprattutto in termini di autostima e integrazione sociale.

Famiglia e amici :

I genitori o i parenti sono profondamente coinvolti nella cura e nel recupero del bambino. Il loro sostegno, la loro comprensione e la loro collaborazione sono essenziali, ma potrebbero anche aver bisogno di un supporto emotivo.

Coordinamento multidisciplinare :

Il trattamento dei bambini in chirurgia maxillo-facciale richiede spesso la collaborazione con altre specialità come la pediatria, l'ortodonzia, la logopedia e la psicologia, tra le altre.

Aspetti etici :

Possono sorgere dilemmi etici, ad esempio, in merito a procedure cosmetiche su bambini o a procedure importanti con rischi significativi.

La chirurgia maxillo-facciale pediatrica richiede maggiore competenza, sensibilità e adattabilità. Gli operatori non devono concentrarsi solo sugli aspetti tecnici della chirurgia, ma anche considerare le esigenze emotive e psicologiche del bambino e della sua famiglia.

Collaborazione con i servizi pediatrici

La collaborazione tra la chirurgia maxillo-facciale e i servizi pediatrici è essenziale per una cura ottimale dei piccoli pazienti. Questa interazione è fondamentale, in quanto i bambini presentano particolarità anatomiche, fisiologiche, psicologiche e di sviluppo che richiedono un approccio specifico.

Valutazione preoperatoria :
   La collaborazione inizia spesso con una valutazione preoperatoria congiunta. Il pediatra valuta le condizioni generali del bambino, l'anamnesi e qualsiasi condizione concomitante che possa influire sull'operazione.

Preparazione psicologica :
   Gli psicologi pediatrici possono aiutare a preparare il bambino e la famiglia all'intervento. Forniscono strategie per gestire l'ansia e aiutare il bambino a comprendere ciò che accadrà.

Adattare i protocolli :
   I protocolli anestetici e chirurgici sono adattati alla fisiologia dei bambini. La collaborazione assicura che questi protocolli siano conformi alla migliore pratica pediatrica.

Comunicazione :
   Una comunicazione chiara è fondamentale. L'équipe chirurgica e quella pediatrica devono condividere le informazioni rilevanti sulla condizione del bambino, le procedure previste e i risultati attesi.

Follow-up post-operatorio :
   Dopo l'intervento, il follow-up viene spesso effettuato congiuntamente. Il chirurgo maxillo-facciale sarà interessato all'esito

dell'operazione, mentre il pediatra monitorerà il bambino per eventuali complicazioni generali.

Riabilitazione e terapia :

In alcuni casi, il bambino può richiedere una riabilitazione, ad esempio con un logopedista per il linguaggio o un fisioterapista per la funzione muscolare. Una stretta collaborazione assicura un piano di trattamento coordinato.

Riunioni multidisciplinari:

Gli incontri regolari tra i diversi team consentono di esaminare i casi complessi, di discutere le migliori opzioni terapeutiche e di coordinare l'assistenza.

Formazione e istruzione :

La formazione continua è essenziale. Le équipe pediatriche possono offrire una formazione sulle particolarità dell'assistenza pediatrica, mentre l'équipe di chirurgia maxillo-facciale può condividere le conoscenze sulle tecniche chirurgiche specifiche.

Ricerca congiunta :

I due dipartimenti possono collaborare su studi e ricerche per migliorare le tecniche, i risultati e l'assistenza ai pazienti.

La collaborazione tra la chirurgia maxillo-facciale e i servizi pediatrici è essenziale per garantire un'assistenza olistica ai bambini. Questa sinergia non solo migliora i risultati clinici, ma anche l'esperienza complessiva del bambino e della sua famiglia.

Capitolo 19

GESTIONE DELLE CRISI E CASI ESTREMI

Rispondere ai disastri e alle emergenze

Di fronte a un disastro o a una situazione di emergenza, la necessità di intervenire in modo rapido ed efficace è imperativa. Nel campo della chirurgia maxillo-facciale, questi interventi possono riguardare traumi facciali importanti derivanti da incidenti, disastri naturali o conflitti armati. Affrontare tali interventi richiede una preparazione specifica, un coordinamento interdisciplinare e protocolli di azione rapida.

Preparazione e formazione :
La formazione sulle emergenze è fondamentale. I professionisti devono essere formati sulle procedure di emergenza, sui protocolli specifici da seguire e sull'uso di attrezzature specializzate.

Triage delle vittime :
Nelle situazioni di disastro, il triage rapido è essenziale per identificare i pazienti che richiedono un intervento immediato, quelli che possono aspettare e quelli per i quali l'assistenza sarebbe inutile. Le lesioni maxillo-facciali possono compromettere le vie aeree, richiedendo un intervento rapido.

Stabilizzazione del paziente :
La priorità è stabilizzare i pazienti, assicurando una via aerea libera, controllando le emorragie e trattando i traumi associati.

Chirurgia d'urgenza :
Fratture complesse, lesioni profonde e traumi associati ad altre lesioni possono richiedere un intervento chirurgico immediato. Gli interventi possono variare dal posizionamento di drenaggi alla chirurgia ricostruttiva.

Logistica e attrezzature :
Avere le giuste attrezzature chirurgiche e il personale addestrato è fondamentale. Nelle zone disastrate, questo può comportare unità chirurgiche mobili, kit di emergenza specifici e sistemi di comunicazione efficienti.

Coordinamento interdisciplinare :
La chirurgia maxillo-facciale non si svolge mai nel vuoto. Richiede una stretta collaborazione con altre specialità come l'anestesia, la traumatologia, la neurochirurgia e persino la psicologia.

Cura e riabilitazione post-operatoria:
Dopo le prime operazioni, i pazienti necessitano di un'adeguata assistenza post-operatoria per prevenire le infezioni, gestire il dolore e avviare la riabilitazione. Nelle situazioni di disastro, questo può essere una sfida a causa delle risorse limitate.

Supporto psicosociale :
Il trauma fisico è spesso accompagnato d a un trauma psicologico. I professionisti della salute mentale possono intervenire per aiutare i pazienti a gestire lo shock, lo stress post-traumatico e la riabilitazione.

Feedback e miglioramento continuo:
Dopo ogni intervento in una situazione di disastro, è fondamentale fare un debriefing, raccogliere feedback e regolare i protocolli di conseguenza per migliorare le risposte future.

La capacità di rispondere efficacemente in una situazione di disastro è il risultato di un'attenta preparazione, di un coordinamento efficace e di una formazione continua. Le sfide sono molte, ma con un approccio strutturato e collaborativo, i team di chirurgia maxillo-facciale possono fornire un'assistenza vitale in tempi di crisi.

Gestione dei casi estremi: ustioni gravi, trauma da guerra

I casi estremi nella chirurgia maxillo-facciale, come le ustioni gravi o i traumi di guerra, presentano sfide uniche. Queste situazioni richiedono non solo competenze chirurgiche avanzate, ma anche un approccio olistico alla gestione delle esigenze mediche, psicologiche e sociali dei pazienti.

Valutazione iniziale :

Quando si ricovera un paziente con lesioni gravi, è necessaria una valutazione rapida ma approfondita. Questo include il fissaggio delle vie aeree, la verifica della gravità delle lesioni, l'individuazione di altre lesioni associate e la stabilizzazione del paziente.

Gestione delle vie aeree :

Le ustioni facciali e i traumi possono compromettere le vie respiratorie. Assicurare una respirazione stabile, sia con l'intubazione che con una tracheostomia d'emergenza, è una priorità.

Cura immediata della ferita :

Ciò comporta la pulizia, lo sbrigliamento, se necessario, e la fasciatura delle lesioni. Nel caso delle ustioni, comprende anche la regolazione della temperatura corporea e la prevenzione della disidratazione.

Chirurgia ricostruttiva :

Le lesioni gravi possono richiedere interventi chirurgici multipli per riparare e ricostruire le strutture del viso. Ciò può includere innesti di pelle, fissazione di fratture o ricostruzione completa di parti del viso.

Supporto nutrizionale :

I pazienti gravemente ustionati o traumatizzati hanno un elevato fabbisogno nutrizionale per favorire la guarigione. Una nutrizione adeguata, spesso enterale, è fondamentale.

Gestione del dolore :

Le ustioni e i traumi maggiori sono estremamente dolorosi. Un'adeguata gestione del dolore, utilizzando una combinazione di farmaci e altri interventi, è essenziale per il comfort e la riabilitazione del paziente.

Riabilitazione fisica e terapia :

Al di là del recupero iniziale, i pazienti possono richiedere la fisioterapia per riacquistare la funzionalità, nonché la terapia occupazionale per recuperare le abilità quotidiane.

Supporto psicologico :

Un trauma grave può lasciare cicatrici psicologiche altrettanto profonde di quelle fisiche. Il supporto psicologico, attraverso una terapia individuale o di gruppo, è fondamentale per aiutare il paziente ad affrontare la sua nuova realtà.

Reintegrazione sociale :

Una volta stabilizzato e sulla via della guarigione, il paziente avrà bisogno di aiuto per reintegrarsi nella società, sia trovando un lavoro, sia adattandosi alle nuove capacità fisiche o semplicemente tornando a una vita normale.

Educazione e prevenzione :

Informare i pazienti e le loro famiglie sulle cure in corso, sui rischi potenziali e sulle misure preventive può aiutare a prevenire incidenti futuri.

Il trattamento di casi estremi nella chirurgia maxillo-facciale è un compito colossale che richiede un team medico dedicato e un approccio integrativo. Ogni fase, dall'intervento iniziale fino alla riabilitazione, è fondamentale per garantire le migliori possibilità di recupero e la qualità di vita del paziente.

Supporto psicologico per il team in queste situazioni intense

Nell'ambiente intenso e spesso stressante della chirurgia maxillo-facciale, il supporto psicologico per l'équipe medica è fondamentale quanto il trattamento dei pazienti. Infermieri, chirurghi, anestesisti, tecnici e altri operatori sanitari si trovano ad affrontare situazioni emotivamente cariche, casi complessi e talvolta esiti tragici. Il benessere di questo team è essenziale per garantire un'assistenza di qualità al paziente.

Riconoscere i segnali di stress e burnout:
È importante formare i membri del team a riconoscere i segnali di stress, ansia e burnout in loro stessi e nei loro colleghi. Questi includono irritabilità, insonnia, ritiro sociale e riduzione del rendimento sul lavoro.

Debriefing post-intervento :
Dopo interventi particolarmente difficili, è utile organizzare sessioni di debriefing. Queste riunioni consentono al team di esprimere le proprie emozioni, di discutere di ciò che è andato bene e di ciò che avrebbe potuto essere migliorato.

Fornitura di professionisti della salute mentale :
La presenza di uno psicologo o di un consulente in loco o in regime ambulatoriale può offrire ai membri del team uno spazio per parlare delle loro esperienze, gestire le loro emozioni e sviluppare strategie di coping.

Formazione sulla resilienza :

Offrire workshop o formazione sulla resilienza può aiutare gli operatori sanitari a sviluppare tecniche per affrontare lo stress, l'esaurimento e la possibile fatica da compassione.

Incoraggiare il benessere fisico :

La salute fisica è strettamente legata alla salute mentale. Incoraggiare i membri del team a fare pause regolari, a mangiare in modo sano, a fare esercizio fisico e a dormire a sufficienza può migliorare la loro capacità di gestire lo stress.

Aree di sosta adattate :

Predisponga aree di riposo confortevoli dove il team possa rilassarsi, ricaricare le batterie e persino fare un pisolino, se necessario.

Creare una cultura di sostegno:

La direzione e i dirigenti devono riconoscere l'importanza del supporto psicologico e promuovere una cultura in cui la ricerca di aiuto sia incoraggiata e non stigmatizzata.

Attività di team building:

Organizzare regolarmente attività di team building può aiutare a rafforzare la coesione del gruppo, a migliorare la comunicazione e a ridurre lo stress.

Feedback regolare:

Offrire e sollecitare un feedback regolare le permette di celebrare i successi, riconoscere gli sforzi e affrontare in modo proattivo le aree di miglioramento.

Prendere un congedo regolare :

Incoraggi il team a prendersi delle pause e a staccarsi completamente dal lavoro quando lo fanno. Pause regolari possono prevenire il burnout.

Di fronte alle sfide della chirurgia maxillo-facciale, il benessere del team è fondamentale. Un team sostenuto, riconosciuto e ben gestito emotivamente è meglio equipaggiato per fornire un'assistenza eccezionale ai suoi pazienti.

Capitolo 20

LE SFUMATURE DELLA CHIRURGIA RICOSTRUTTIVA

I principali tipi di ricostruzione

La chirurgia maxillo-facciale comprende un ampio spettro di interventi volti a ripristinare la forma e la funzione del viso e della mascella. Sia a seguito di un trauma, di una malattia, di un tumore o di una malformazione congenita, la ricostruzione maxillo-facciale mira a migliorare non solo l'aspetto del paziente, ma anche la sua qualità di vita, garantendo funzioni vitali come la masticazione, la deglutizione e la fonazione.

Ricostruzione ossea :

Innesto osseo: questa tecnica utilizza l'osso del paziente prelevato da un'altra parte del corpo, l'osso di un donatore o sostituti ossei sintetici per ricostruire la mascella o altre parti del viso.

Distrattori osteogenici: utilizzati principalmente per le malformazioni, consentono un'estensione graduale dell'osso sfruttando la capacità naturale dell'osso di rigenerarsi.

Ricostruzione dei tessuti molli :

Lembi locali o regionali: utilizzano il tessuto adiacente all'area da ricostruire per coprire una ferita o un'area operata.

Lembi liberi: si tratta di prelevare il tessuto da un'altra area del corpo (con il suo apporto di sangue) e di trapiantarlo nella zona del viso.

Ricostruzione dell'articolazione temporo-mandibolare (ATM) :

Potrebbe essere necessario un impianto o un innesto per ripristinare il normale movimento dell'articolazione ed eliminare il dolore.

Ricostruzione dentale e dell'arcata:

Le protesi dentali, gli impianti dentali e gli innesti ossei possono essere utilizzati per ripristinare i denti funzionali ed estetici.

Chirurgia ortognatica :

Mira a correggere le anomalie nell'allineamento della mascella e può comportare il riposizionamento chirurgico delle ossa mascellari.

Ricostruzione del labbro e del palato :

Essenziale per i pazienti affetti da labiopalatoschisi, questo intervento mira a ripristinare la normale funzione del linguaggio e della deglutizione, oltre che un aspetto estetico.

Ricostruzione dopo l'asportazione del tumore:

I tumori del viso e della mascella possono richiedere un'asportazione significativa di tessuto. La ricostruzione mira a ripristinare la forma e la funzione, spesso utilizzando una combinazione di tecniche.

Ricostruzione del tratto aerodigestivo superiore :

Dopo alcuni interventi chirurgici per tumori della bocca, della gola o della laringe, può essere necessaria una ricostruzione per ripristinare la capacità di parlare e deglutire.

Rinoplastica ricostruttiva :

Si usa per riparare o ricostruire il naso dopo un trauma, un intervento chirurgico o una malattia.

Ricostruzione auricolare :

Questo intervento può utilizzare la cartilagine prelevata dal paziente per ricostruire un orecchio dopo un trauma, un tumore o una malformazione congenita.

La ricostruzione nella chirurgia maxillo-facciale, sebbene impegnativa, può trasformare la vita dei pazienti. Combina arte e scienza, richiedendo al chirurgo una comprensione approfondita dell'anatomia, abilità tecniche raffinate e sensibilità estetica per ottenere i migliori risultati per il paziente.

Gestire le aspettative del paziente e famiglie

Nel mondo della medicina, e in particolare della chirurgia maxillo-facciale, la gestione delle aspettative dei pazienti e delle loro famiglie è essenziale. Poiché la regione maxillo-facciale è legata sia all'aspetto fisico che a funzioni essenziali come il linguaggio, la masticazione e la respirazione, gli interventi possono avere un impatto profondo sulla qualità di vita dei pazienti. Ecco un'esplorazione approfondita di come gli operatori sanitari possono affrontare e gestire queste aspettative:

Educazione e informazione preoperatoria :
> È essenziale una chiara comprensione della procedura, dei suoi benefici, dei rischi e dei risultati attesi. Fornire opuscoli, video o simulazioni può aiutare i pazienti a visualizzare e comprendere la procedura.

Dialogo onesto e aperto:
> È fondamentale creare uno spazio in cui il paziente e la famiglia possano esprimere le loro preoccupazioni, fare domande e ricevere risposte oneste e chiare.

Gestire le aspettative estetiche:
> La chirurgia maxillo-facciale, in particolare quando è di tipo estetico o ricostruttivo, richiede un chiarimento di ciò che è esteticamente realizzabile, tenendo conto dell'anatomia unica del paziente.

Discussione sui tempi di recupero:

Informare i pazienti e le famiglie del tempo necessario per recuperare completamente dall'operazione, compresi i periodi di gonfiore, dolore o restrizione alimentare.

Preparazione emotiva :

I cambiamenti nell'aspetto, anche se temporanei, possono essere fonte di disagio emotivo. La discussione e la preparazione a questa eventualità sono quindi essenziali.

Coinvolgimento di terapeuti e consulenti :

In alcuni casi, il coinvolgimento di professionisti come psicologi o consulenti può essere utile per aiutare a gestire l'impatto emotivo degli interventi.

Revisioni post-operatorie regolari:

Questi appuntamenti servono a valutare i progressi, a regolare le aspettative lungo il percorso e a garantire che il paziente e la sua famiglia siano sostenuti durante tutto il processo.

Sostegno alle famiglie :

I parenti svolgono un ruolo cruciale nella guarigione. Informarli su come possono essere d'aiuto, su cosa aspettarsi e sulle risorse disponibili può essere importante quanto il sostegno al paziente stesso.

Gruppi di sostegno e testimonianze:

A volte parlare con qualcuno che ha avuto un'esperienza simile può essere prezioso. I gruppi di sostegno o le testimonianze dei pazienti possono aiutare a mettere le cose in prospettiva.

Trasparenza dei costi :

Una discussione trasparente sui costi, sulla copertura assicurativa e sui potenziali piani di pagamento può ridurre l'ansia per gli aspetti finanziari dell'operazione.

La chiave per gestire le aspettative sta nella comunicazione, nell'educazione e nel supporto continuo. Ogni paziente è unico e come tale merita un approccio personalizzato per garantire che le sue aspettative e quelle dei suoi cari siano allineate con la realtà dell'intervento e del recupero.

Preparazione preoperatoria e post-operatorio per le operazioni principali

La chirurgia maxillo-facciale, che coinvolge strutture vitali del viso e della testa, richiede una preparazione meticolosa prima e dopo l'intervento. Questi preparativi sono fondamentali per garantire la sicurezza del paziente, minimizzare le potenziali complicazioni e assicurare un recupero ottimale.

Preparazione preoperatoria :
- Valutazione medica completa:
  - Questo include esami del sangue, esami cardiaci e altre valutazioni specifiche basate sulla storia medica del paziente.
- Consultazioni specialistiche :
  - A seconda della procedura, possono essere necessarie consultazioni con altri specialisti, come anestesisti, ortodontisti o otorinolaringoiatri.
- Educazione del paziente :
  - Informare il paziente in modo dettagliato sulla procedura, sui rischi associati e sulle aspettative post-operatorie.
- Digiuno :
  - In generale, i pazienti devono digiunare per un periodo prestabilito prima dell'intervento, per evitare complicazioni durante l'anestesia.

Farmaci e allergie :
- Rivedere tutti i farmaci che il paziente sta assumendo e modificarli se necessario. È fondamentale essere a conoscenza di eventuali allergie, in particolare ai farmaci.

Pulizia della bocca :
- Per ridurre al minimo il rischio di infezione, prima di alcune procedure può essere consigliata una pulizia dentale professionale.

Pianificazione post-operatoria :
- Si assicuri che il paziente abbia organizzato il trasporto dopo l'intervento e che abbia pianificato un periodo di riposo.

Preparazione post-operatoria :

Sorveglianza medica :
- Dopo un intervento chirurgico importante, può essere necessario un periodo di monitoraggio in un'unità post-anestetica o addirittura in un'unità di terapia intensiva.

Gestione del dolore :
- Prescrivere e somministrare analgesici appropriati per controllare il dolore post-operatorio.

Cura delle ferite :
- Fornire istruzioni chiare sulla pulizia della ferita, sulla gestione dei drenaggi e sul riconoscimento dei segni di infezione.

Monitoraggio degli alimenti :
- Dopo alcuni interventi, può essere necessaria una dieta liquida o morbida per qualche tempo.

Farmaci :
- Possono essere prescritti antibiotici per prevenire le infezioni e altri farmaci specifici.

Suggerimenti per ridurre l'edema e gli ematomi:
- Questo può includere l'elevazione della testa, l'applicazione di ghiaccio e altri metodi.

Esercizio fisico e fisioterapia :
   Alcuni pazienti possono trarre beneficio da un esercizio fisico leggero o dalla fisioterapia per favorire il recupero e ripristinare la funzionalità.
Monitoraggio regolare:
   Fissare appuntamenti post-operatori per valutare il recupero, discutere le preoccupazioni e modificare l'assistenza, se necessario.

Incorporando questi elementi essenziali della preparazione pre-operatoria e post-operatoria, gli operatori sanitari possono lavorare a stretto contatto con i pazienti per garantire un'operazione di successo e un recupero completo.

Capitolo 21

LA DIMENSIONE PSICOLOGICA DEL PAZIENTE

La chirurgia maxillo-facciale, che si concentra sul viso e sulle strutture associate, non si limita alla semplice ricostruzione fisica o alla correzione dei difetti. Ha un effetto profondo sulla psiche del paziente, poiché il viso è spesso visto come un riflesso dell'identità e della personalità. Di conseguenza, le implicazioni psicologiche sono al centro di questa specialità.

1. Percezione di sé e autostima :
Il viso è una parte centrale della nostra identità. Qualsiasi alterazione, dovuta a un trauma, a una deformità o a un intervento chirurgico, può cambiare il modo in cui il paziente vede e percepisce se stesso. Alcuni pazienti possono lottare con sentimenti di inferiorità o di vergogna per il loro aspetto, soprattutto in una società che dà molto valore alla bellezza e alla 'normalità'.

2. Impatto emotivo del trauma:
I pazienti che si sottopongono a un intervento di chirurgia maxillo-facciale in seguito a un trauma, sia esso un incidente stradale, un'aggressione o un'altra causa, possono anche soffrire di stress post-traumatico. Possono rivivere l'evento, avere incubi o sviluppare una forte ansia.

3. Paura e ansia prima dell'intervento:
La prospettiva di sottoporsi a un intervento chirurgico, soprattutto su un'area così visibile ed essenziale come il viso, può essere fonte di grande ansia. I pazienti possono temere i risultati, le complicazioni o il dolore.

4. Gestione delle aspettative:
È fondamentale che i pazienti abbiano aspettative realistiche sui risultati. Aspettative sproporzionate possono portare alla delusione, anche se l'intervento chirurgico ha successo dal punto di vista medico.

5. Supporto sociale e isolamento :
Le reazioni di amici, familiari ed estranei possono influenzare notevolmente il benessere psicologico del paziente. Alcuni possono ricevere sostegno ed empatia, mentre altri possono sentirsi isolati o incompresi.

6. Riabilitazione e accettazione :
Dopo l'intervento chirurgico, il processo di adattamento al nuovo aspetto e alla nuova funzione può essere lungo e difficile. Alcuni possono soffrire per il loro 'vecchio' volto o lottare per accettare i cambiamenti.

7. Supporto psicologico :
Lavorare con psicologi o terapeuti è spesso utile. Possono offrire strategie per gestire l'ansia, rafforzare l'autostima e aiutare ad accettarsi.

È essenziale riconoscere la profondità delle implicazioni psicologiche associate alla chirurgia maxillo-facciale. Ogni paziente è unico e un approccio olistico, che tenga conto dell'intero individuo, è essenziale per garantire un recupero completo, sia fisico che mentale.

Comprendere l'impatto psicologico Deformità e traumi

Quando si parla di chirurgia maxillo-facciale, spesso si parla degli aspetti fisici dell'operazione: ricostruzione, riparazione e riabilitazione. Tuttavia, l'aspetto psicologico è altrettanto cruciale. Le malformazioni congenite e i traumi accidentali o intenzionali non sono solo sfide anatomiche e fisiologiche, ma hanno anche profonde ripercussioni sull'identità, l'autostima e l'integrazione sociale dei pazienti.

1. Malformazioni congenite :
Fin dalla più tenera età, una deformità facciale può sottoporre una persona a una serie di sguardi, commenti e atteggiamenti da parte di chi la circonda e della società in generale. Questo può ostacolare lo sviluppo di un'immagine corporea positiva e influenzare l'autostima. I bambini possono essere presi in giro o vittime di bullismo, mentre gli adulti possono sentirsi giudicati o rifiutati.

2. Trauma :
A differenza delle malformazioni, il trauma provoca un cambiamento improvviso e spesso violento nell'aspetto e nella funzione. C'è il dolore fisico, ma anche lo shock emotivo, il ricordo dell'evento traumatico e il lutto di ciò che era 'prima' del trauma. I sopravvissuti a incidenti o aggressioni possono manifestare sintomi di stress post-traumatico, come flashback, insonnia o ansia.

3. Immagine corporea :
Il viso è centrale per la nostra comunicazione non verbale, la nostra espressività e la nostra identità. Qualsiasi cambiamento in quest'area può influenzare il modo in cui una persona si percepisce e interagisce con il mondo. Deformità o cicatrici possono essere viste come 'segni' che attirano l'attenzione, spesso indesiderata.

4. Ripercussioni sociali:
Le interazioni sociali possono essere influenzate dall'aspetto del viso. Alcune persone possono evitare il contatto visivo, mentre altre possono fare domande invadenti o commenti inappropriati. Questo può portare a sentimenti di isolamento o di ritiro sociale.

5. Resilienza e guarigione :
Ogni individuo è unico nella sua capacità di affrontare e superare le sfide psicologiche associate alle malformazioni e ai traumi. Alcuni trovano forza nella loro esperienza, trasformandola in motivazione per aiutare gli altri o

sensibilizzare l'opinione pubblica. Altri possono aver bisogno di un supporto psicologico più intenso per superare la situazione.

Sebbene gli interventi di chirurgia maxillo-facciale possano migliorare notevolmente l'aspetto e la funzione, è fondamentale comprendere e affrontare le profonde implicazioni psicologiche. Un'assistenza completa e olistica, che comprenda le esigenze sia fisiche che emotive, garantirà i migliori risultati e la vera guarigione del paziente.

Assistenza e consulenza al paziente

La chirurgia maxillo-facciale, sebbene di natura essenzialmente medica e chirurgica, ha un profondo impatto emotivo e psicologico sui pazienti. Il viso è il nostro biglietto da visita, l'immagine principale che proiettiamo al mondo. Qualsiasi operazione o cambiamento in quest'area può quindi sconvolgere la nostra percezione di sé, la nostra autostima e il modo in cui gli altri ci percepiscono. Il sostegno e la consulenza sono quindi fondamentali per aiutare i pazienti a superare questa prova, sia che si sottopongano a un intervento di chirurgia ricostruttiva dopo un trauma, sia che si sottopongano a un intervento elettivo per motivi estetici o funzionali.

1. Preparazione all'operazione :
Prima dell'intervento, i pazienti hanno spesso preoccupazioni, speranze e aspettative. Il supporto psicologico consente di affrontare queste preoccupazioni, di stabilire aspettative realistiche e di aiutare il paziente a considerare i vari esiti possibili.

2. Gestire le emozioni post-operatorie:
Dopo l'intervento chirurgico, è comune provare una serie di emozioni, dall'euforia alla depressione e all'incertezza. La consulenza può aiutare il paziente a navigare attraverso questo tumulto emotivo, gestendo il dolore post-operatorio, i cambiamenti nell'aspetto e le possibili complicazioni.

3. Riabilitazione sociale :
Tornare alla vita di tutti i giorni con un volto alterato, anche solo leggermente, può essere sconvolgente. I pazienti possono temere il giudizio, la stigmatizzazione o le domande invadenti. I terapeuti possono fornire strumenti e strategie per affrontare queste interazioni sociali.

4. Sostegno alla famiglia:
Le persone care del paziente svolgono un ruolo essenziale nel processo di guarigione. Anche loro possono beneficiare di sessioni di informazione e consulenza per aiutarli a comprendere il processo chirurgico, le aspettative post-operatorie e il modo migliore per sostenere la persona amata.

5. Gruppi di sostegno :
Condividere la propria esperienza con altre persone che hanno vissuto circostanze simili può essere liberatorio. I gruppi di sostegno offrono uno spazio sicuro per condividere, ascoltare e imparare gli uni dagli altri.

6. Supporto a lungo termine :
Anche dopo la guarigione fisica, le cicatrici emotive possono persistere. Le sessioni di consulenza a lungo termine possono aiutare ad affrontare questi problemi di fondo, offrendo ai pazienti uno spazio per parlare delle loro preoccupazioni e trovare soluzioni.

7. Risorse e riferimenti:
Gli operatori sanitari devono avere un elenco di risorse, dagli psicologi clinici specializzati ai gruppi di sostegno, per soddisfare le esigenze specifiche dei pazienti.

Il supporto e la consulenza per i pazienti di chirurgia maxillo-facciale sono aspetti essenziali del processo di cura. Riconoscere e rispondere alle esigenze emotive e psicologiche dei pazienti può migliorare notevolmente la loro soddisfazione, il recupero e la qualità di vita complessiva.

Gestire la dismorfofobia

La dismorfofobia, nota anche come disturbo da dismorfofobia corporea (BDD), è una preoccupazione ossessiva per un difetto percepito nell'aspetto fisico, spesso immaginario o minimo. Nel campo della chirurgia maxillo-facciale, questi pazienti possono richiedere molteplici interventi chirurgici per correggere questi 'difetti', senza mai essere soddisfatti dei risultati. La gestione di questi pazienti è una sfida particolare che richiede un approccio multidisciplinare.

1. Identificazione precoce:
I primi passi per aiutare i pazienti con CDT sono identificare le loro preoccupazioni e capire le loro percezioni. Un paziente può essere fissato su un dettaglio minore, avere aspettative irrealistiche o esprimere una persistente insoddisfazione per gli interventi precedenti.

2. Valutazione psicologica :
Prima di prendere in considerazione qualsiasi intervento chirurgico, è essenziale effettuare una valutazione psicologica approfondita. Questo determinerà se il

paziente soffre di dismorfofobia o di un altro disturbo sottostante.

3. Istruzione e consulenza:
È fondamentale educare i pazienti sulla natura del loro disturbo. Devono capire che l'intervento chirurgico non è una soluzione e può addirittura aggravare i loro problemi.

4. Rifiuto dell'intervento chirurgico:
In molti casi, l'approccio migliore è rifiutare di eseguire interventi di chirurgia estetica su un paziente con DCT. Anche se questo può sembrare controintuitivo, è nell'interesse del paziente, in quanto un ulteriore intervento chirurgico può peggiorare la condizione.

5. Approccio terapeutico :
Le terapie cognitivo-comportamentali hanno dimostrato di essere efficaci nel trattamento della CDD. Aiutano i pazienti a riconoscere e a cambiare i loro schemi di pensiero negativi e i comportamenti autodistruttivi.

6. Farmaci :
Alcuni antidepressivi, in particolare gli inibitori selettivi della ricaptazione della serotonina (SSRI), possono essere utili per i pazienti con CDD.
7. Monitoraggio regolare:
È importante assicurare un follow-up regolare con i pazienti per monitorare il loro stato psicologico, anche se hanno scelto di non sottoporsi all'intervento.

8. Collaborazione multidisciplinare :
Lavorare a stretto contatto con psicologi, psichiatri e altri professionisti della salute mentale è essenziale per fornire un'assistenza completa.

9. Gruppi di sostegno e terapia:
Incoraggiare i pazienti a partecipare a gruppi di sostegno o a sessioni di terapia di gruppo può aiutarli a sentirsi meno isolati e a imparare dalle esperienze degli altri.

10. Educare i professionisti :
La formazione dei chirurghi maxillo-facciali e di altri professionisti medici per riconoscere i segni della CDT può aiutare a garantire che i pazienti siano gestiti in modo appropriato.

Sebbene la chirurgia maxillo-facciale possa offrire eccellenti risultati estetici e funzionali, non sempre è la risposta adeguata per i pazienti con dismorfofobia. Un approccio empatico, informato e multidisciplinare è essenziale per garantire il benessere di questi pazienti.

Capitolo 22

CHIRURGIA MAXILLO-FACCIALE E ONCOLOGIA

Assistenza al paziente con il cancro

La gestione dei pazienti oncologici nella chirurgia maxillo-facciale è una sfida sfaccettata che richiede non solo competenze tecniche, ma anche un approccio olistico, incentrato sul paziente. Il cancro della regione maxillo-facciale, che comprende vari tumori della bocca, della gola, del naso, dei seni paranasali e di altre aree adiacenti, richiede un'attenta pianificazione e una collaborazione interdisciplinare.

1. Diagnosi e valutazione :
Tutto inizia con una valutazione clinica approfondita. Le tecniche di imaging, come le radiografie, la TAC e la risonanza magnetica, svolgono un ruolo cruciale nel determinare l'estensione del tumore. La biopsia conferma la diagnosi.

2. Stabilizzazione :
È fondamentale determinare lo stadio del tumore, in quanto questo guiderà le decisioni sul trattamento. La stadiazione prende in considerazione le dimensioni del tumore, la sua diffusione alle strutture vicine e l'eventuale presenza di metastasi.

3. Pianificazione del trattamento:
Una volta effettuata la diagnosi, un team multidisciplinare si riunisce per elaborare un piano di trattamento. Questo team può comprendere chirurghi maxillo-facciali, oncologi, radiologi, patologi, nutrizionisti, logopedisti e altri specialisti.

4. Chirurgia :
A seconda del tipo, della posizione e dello stadio del tumore, può essere consigliato un intervento chirurgico per rimuovere il tumore. In alcuni casi, può essere necessaria

una ricostruzione, utilizzando innesti o lembi di tessuto da altre parti del corpo.

5. Radioterapia e chemioterapia:
Questi trattamenti possono essere offerti prima o dopo l'intervento chirurgico, o anche in assenza di intervento, a seconda del tipo e dello stadio del tumore.

6. Riabilitazione :
La riabilitazione è spesso un aspetto cruciale dopo il trattamento del cancro maxillo-facciale. Può includere la fisioterapia per ripristinare la mobilità, la logopedia per il linguaggio e la deglutizione e le protesi dentali o facciali, se necessario.

7. Follow-up a lungo termine :
Il monitoraggio regolare è fondamentale per la diagnosi precoce di qualsiasi recidiva o complicazione. Questo comporta esami clinici e di imaging regolari.

8. Supporto psicosociale :
La diagnosi di cancro e il suo trattamento possono avere un impatto emotivo significativo. Il supporto psicologico, sia attraverso una consulenza individuale che attraverso gruppi di sostegno, è fondamentale.

9. Educazione e prevenzione :
È fondamentale educare i pazienti sui segni di recidiva e sui fattori di rischio modificabili, come il fumo o il consumo di alcol.

10. Ricerca e avanzata :
Il trattamento dei tumori maxillo-facciali è in costante evoluzione grazie alla ricerca. I pazienti devono essere informati sugli ultimi progressi e, in alcuni casi, possono beneficiare di studi clinici.

La gestione dei pazienti oncologici nella chirurgia maxillo-facciale è un percorso multidimensionale che va ben oltre la semplice escissione di un tumore. Richiede un approccio completo e ben coordinato per garantire non solo la sopravvivenza, ma anche la qualità di vita del paziente.

Gestione delle cure palliative in chirurgia maxillo-facciale

Le cure palliative sono un approccio che mira a migliorare la qualità di vita dei pazienti e delle loro famiglie che devono affrontare i problemi associati a una malattia potenzialmente letale. Nella chirurgia maxillo-facciale, questo approccio è essenziale per i pazienti con tumori avanzati o per quelli che non sono candidati a un trattamento curativo. Questa assistenza si concentra sulla prevenzione e sul sollievo della sofferenza, sia essa fisica, psicologica, sociale o spirituale.

1. Valutazione complessiva :
Innanzitutto, è necessaria una valutazione completa del paziente. Questo non riguarda solo l'aspetto medico, ma anche le esigenze psicologiche, sociali e spirituali del paziente.

2. Gestione del dolore :
Il dolore è un sintomo frequente e può essere particolarmente lancinante nelle patologie maxillo-facciali. Può derivare dal tumore stesso o dalle procedure chirurgiche. Può essere necessaria una combinazione di analgesici, compresi gli oppioidi.

3. Cura delle ferite :
Le ferite da tumore o le ferite post-chirurgiche possono richiedere cure specialistiche, in particolare per controllare l'infezione, rimuovere i detriti e promuovere la guarigione.

4. Nutrizione :
I problemi di masticazione, deglutizione o eccessiva secrezione di saliva possono compromettere la capacità del paziente di mangiare. Potrebbero essere necessarie strategie nutrizionali, compreso il posizionamento di un tubo di alimentazione.

5. Comunicazione :
I tumori o gli interventi chirurgici possono influire sulla capacità di parlare del paziente. I logopedisti e altri specialisti possono aiutare a migliorare il linguaggio. comunicazione.

6. Supporto psicologico :
La diagnosi e la progressione della malattia possono avere un notevole impatto emotivo. Gli psicoterapeuti, i consulenti e i gruppi di sostegno possono essere d'aiuto.

7. Aspetti spirituali :
Per molti pazienti, la malattia solleva questioni di significato, valore e spiritualità. I cappellani o altri consulenti spirituali possono offrire un sostegno prezioso.

8. Pianificazione anticipata :
È fondamentale discutere i desideri del paziente in merito all'assistenza futura, comprese le direttive anticipate e la procura per l'assistenza sanitaria.

9. Fine della vita:
Quando si avvicina la fine della vita, bisogna prestare particolare attenzione al comfort del paziente. Ciò può significare ridurre o modificare il trattamento, somministrare farmaci per alleviare il disagio e fornire supporto emotivo al paziente e alla sua famiglia.

10. Sostegno alla famiglia :
La famiglia svolge un ruolo cruciale nelle cure palliative. Ha bisogno di sostegno per comprendere la malattia, gestire lo stress e il lutto e prendere decisioni informate.

Le cure palliative nella chirurgia maxillo-facciale si concentrano sul benessere generale del paziente, andando oltre la semplice gestione dei sintomi. Richiede un approccio olistico e interdisciplinare per garantire il comfort e la dignità del paziente in ogni fase della sua malattia.

Lavorare con il team oncologico

Nel mondo della medicina, dove la specializzazione è diventata la norma, la collaborazione interdisciplinare è più che mai essenziale. Al centro di questa dinamica c'è l'interazione tra l'infermiere di chirurgia maxillo-facciale e il team oncologico. Questa alleanza è di importanza cruciale quando si tratta di trattare malattie maligne della regione maxillo-facciale, dove la posta in gioco è spesso duplice: eradicare il tumore preservando il più possibile la funzione e l'estetica.

Quando a un paziente viene diagnosticato un tumore maxillo-facciale, l'infermiere è spesso il primo professionista sanitario a cui si rivolge. Oltre all'assistenza primaria, l'infermiere svolge un ruolo centrale nel coordinare i vari specialisti che saranno coinvolti nel percorso di cura del paziente. La chemioterapia, la radioterapia o la chirurgia, a volte combinate, sono modalità di trattamento comuni, con ogni fase che richiede una preparazione e un follow-up separati.

Il ruolo dell'infermiere va ben oltre il contesto clinico. Spesso è l'infermiere che aiuta il paziente a comprendere la complessità dei trattamenti proposti dall'oncologo, dal radiologo o dal chirurgo maxillo-facciale. Inoltre, come ponte tra il paziente e l'équipe medica, l'infermiere traduce le preoccupazioni e le esigenze del paziente all'équipe, assicurando che ogni decisione presa sia veramente incentrata sul paziente.

Ma questa collaborazione con il team oncologico non si ferma alla fine del trattamento. Il monitoraggio post-trattamento è essenziale per individuare eventuali recidive o complicazioni tardive. Anche in questo caso, l'infermiere è in prima linea, monitorando regolarmente il paziente, valutando la qualità del suo recupero e segnalando al team oncologico eventuali segnali preoccupanti.

Nel viaggio spesso tumultuoso del paziente con cancro maxillo-facciale, l'infermiere è molto più di un semplice fornitore di cure. È il custode della continuità delle cure, un intermediario prezioso tra il paziente e l'équipe oncologica, e un pilastro su cui il paziente può contare in ogni fase della sua guarigione.

Capitolo 23

IMPLANTOLOGIA E PROTESI

Principi di base dell'implantologia

L'implantologia è una specialità della chirurgia dentale che si concentra sull'inserimento di impianti nella mascella per sostituire uno o più denti mancanti. Molto più che una soluzione estetica, gli impianti dentali aiutano a ripristinare la funzione masticatoria e a prevenire molte delle complicazioni associate alla perdita dei denti. Approfondiamo i fondamenti di questa affascinante disciplina.

1. Capire gli impianti dentali

Un impianto dentale è essenzialmente una vite in titanio inserita nell'osso mascellare, che funge da radice artificiale alla quale può essere collegata una corona, un ponte o una protesi. Il titanio viene scelto per la sua biocompatibilità, che consente una perfetta osteointegrazione con il tessuto osseo circostante.

2. Osseointegrazione: un'unione intima

Il successo di un impianto risiede nella sua capacità di fondersi con l'osso mascellare, un processo noto come osteointegrazione. Questa solida fusione è essenziale per garantire la stabilità dell'impianto e consentirgli di resistere alle forze esercitate durante la masticazione.

3. Valutazione pre-impianto

Prima di inserire un impianto, è necessaria una valutazione approfondita. Questa include esami radiografici per valutare la quantità e la qualità dell'osso, determinare la posizione ottimale per l'impianto e identificare eventuali controindicazioni.

4. Tecniche chirurgiche

La procedura implantare varia in base alle esigenze del paziente. Può essere immediata, in cui l'impianto viene inserito subito dopo l'estrazione di un dente, oppure ritardata, permettendo all'area di estrazione di guarire prima dell'inserimento dell'impianto.

5. Protesi supportate da impianti
Una volta avvenuta l'osteointegrazione, all'impianto viene applicata una protesi. Può trattarsi di una corona per un singolo dente, di un ponte per diversi denti o di una protesi completa per sostituire tutti i denti.

6. Cura degli impianti
Sebbene gli impianti siano resistenti alla carie, il tessuto circostante è suscettibile di infezioni se non viene mantenuta una corretta igiene orale. È quindi fondamentale adottare una routine di pulizia rigorosa e consultare regolarmente un professionista della salute dentale.

7. Sviluppi e innovazioni
Con il progredire della tecnologia, l'implantologia è soggetta a continue innovazioni. Queste includono tecniche meno invasive, materiali migliori e persino la possibilità di utilizzare l'imaging 3D per una pianificazione chirurgica precisa.

L'implantologia ha trasformato il modo di affrontare la perdita dei denti, offrendo una soluzione duratura e funzionale per molti pazienti. Al di là della tecnica, il successo degli impianti si basa su una comprensione approfondita dell'anatomia, su una pianificazione accurata e su un impegno all'eccellenza clinica.

Gestione post-operatoria di pazienti con impianti

Il periodo successivo alla chirurgia implantare è cruciale per il successo dell'intervento. Un'adeguata gestione post-operatoria è essenziale per garantire una guarigione ottimale, evitare complicazioni e assicurare la longevità dell'impianto. Ecco uno sguardo dettagliato su questa fase essenziale.

1. Prime 48 ore: riduzione dell'infiammazione e del dolore
Dopo l'intervento chirurgico, è comune avvertire gonfiore, ecchimosi o tensione intorno all'area chirurgica. L'assunzione di antinfiammatori e analgesici, come prescritto dal chirurgo, aiuterà a controllare questi sintomi. Anche l'applicazione di impacchi freddi può aiutare a ridurre l'infiammazione.

2. Igiene orale: delicata e precisa
È fondamentale mantenere la bocca pulita per evitare infezioni. Tuttavia, nei giorni successivi all'intervento, si deve evitare di spazzolare direttamente il sito chirurgico, per non disturbare la zona di guarigione. Può essere consigliato l'uso di un collutorio antisettico.

3. Dieta: delicata e nutriente
Nella settimana successiva all'intervento, è consigliabile adottare una dieta morbida per evitare qualsiasi pressione o trauma sull'impianto. Zuppe, purè, yogurt e composte sono buone scelte. Inoltre, è meglio evitare le bevande estremamente calde.

4. Follow-up post-operatorio: garantire una guarigione senza problemi
Gli appuntamenti post-operatori sono generalmente programmati per verificare lo stato di guarigione, assicurarsi che non ci siano infezioni e valutare l'osteointegrazione dell'impianto. Questi appuntamenti sono essenziali per anticipare e gestire eventuali complicazioni.

5. Integrazione dell'impianto: Pazienza e precisione
A seconda del tipo e della posizione dell'impianto, nonché della salute generale del paziente, il periodo di

osteointegrazione può variare. È fondamentale seguire le raccomandazioni del chirurgo durante questa fase di attesa, per garantire una solida fusione tra l'impianto e l'osso.

6. Protesi: il tocco finale
Una volta che l'impianto è saldamente ancorato, vi viene fissata una protesi dentale (corona, ponte o altro). La cura e l'igiene di questa protesi sono altrettanto essenziali per garantire la durata dell'insieme.

7. Vita a lungo termine con gli impianti
Con la giusta cura, un impianto può durare tutta la vita. Ciò richiede una rigorosa igiene orale, controlli regolari dal dentista e attenzione a qualsiasi cambiamento o disagio.

La gestione post-operatoria dei pazienti con impianti è una responsabilità condivisa tra l'operatore sanitario e il paziente. Insieme, possono garantire che il processo di guarigione avvenga senza problemi e che l'impianto svolga la sua funzione in modo ottimale.

Lavorare con i prostodontisti e odontotecnici

La chirurgia maxillo-facciale, pur essendo una specialità distinta e complessa a sé stante, lavora spesso in stretta collaborazione con altre specialità odontoiatriche, in particolare con la prostetica. La simbiosi tra il chirurgo maxillo-facciale, il protesista e l'odontotecnico è essenziale per garantire i migliori risultati per il paziente.

1. Il ruolo di ciascuno: complementarietà e specializzazione
Il chirurgo maxillo-facciale si concentra sulle procedure chirurgiche relative alla struttura ossea del viso e della mascella, mentre il protesista è specializzato nella

progettazione e nell'applicazione di protesi dentarie. L'odontotecnico progetta e realizza questi dispositivi protesici in laboratorio secondo le specifiche del protesista.

2. Pianificazione congiunta: La chiave del successo
Il successo di qualsiasi trattamento, sia esso un restauro completo o un impianto, dipende spesso da un'attenta pianificazione. Prima di qualsiasi intervento, il chirurgo, il protesista e l'odontotecnico si incontrano per elaborare un piano basato sull'anatomia del paziente e sulle sue esigenze funzionali ed estetiche.

3. Comunicazione regolare: garantire il monitoraggio e l'ottimizzazione
Gli aggiornamenti costanti tra questi professionisti assicurano che ogni fase venga eseguita con precisione. L'odontotecnico può avere bisogno di chiarimenti sulle dimensioni o sui materiali di una protesi, mentre il protesista e il chirurgo possono discutere le migliori opzioni chirurgiche per la protesi pianificata.

4. Formazione continua: evolvere insieme
La tecnologia e le tecniche di cura dentale si evolvono rapidamente. Di conseguenza, tutti e tre gli attori devono sottoporsi a una formazione regolare per rimanere aggiornati e offrire le migliori cure possibili. Workshop e seminari congiunti possono rafforzare la comprensione reciproca e perfezionare le tecniche di collaborazione.

5. Il paziente al centro: un approccio olistico
La collaborazione tra chirurgo, protesista e odontotecnico consente un approccio centrato sul paziente. Insieme, possono affrontare l'intera situazione, dall'intervento alla riabilitazione, assicurando che il paziente sia ben informato e a suo agio in ogni fase.

La stretta collaborazione tra il chirurgo maxillo-facciale, il protesista e l'odontotecnico è fondamentale per una cura dentale di qualità. Ognuno di loro apporta le proprie competenze uniche e insieme lavorano in sinergia per offrire risultati ottimali al paziente. Questa dinamica collaborativa è al centro della medicina moderna, dove la multidisciplinarietà è più che mai garanzia di qualità ed eccellenza.

Capitolo 24

TECNICHE AVANZATE E LE TECNOLOGIE EMERGENTI

Chirurgia assistita dal computer

L'integrazione della tecnologia informatica nel mondo medico ha creato una rivoluzione silenziosa ma profonda. La chirurgia maxillo-facciale, in particolare, ha beneficiato dei vantaggi di precisione, efficienza e visualizzazione offerti dalla chirurgia assistita dal computer (CAD).

1. L'emergere del CAD: Dai timidi inizi alla rivoluzione tecnologica
Le prime incursioni nella chirurgia assistita dal computer sono state caratterizzate dall'uso di software di base per facilitare la visualizzazione delle strutture anatomiche. Oggi, con programmi avanzati e interfacce interattive, i chirurghi possono simulare, pianificare ed eseguire operazioni con una precisione senza pari.

2. Vantaggi della precisione: ridurre i rischi e ottimizzare i risultati
Uno dei maggiori vantaggi del CAD è la sua capacità di fornire una visualizzazione tridimensionale delle strutture anatomiche, consentendo ai chirurghi di anticipare le potenziali sfide e di adattare il loro approccio. Questo spesso si traduce in operazioni più brevi, meno complicazioni e un recupero più rapido per il paziente.

3. Pianificazione preoperatoria: uno sguardo prima dell'incisione
Gli strumenti di simulazione consentono ai chirurghi di visualizzare i risultati attesi e di discutere le opzioni con i pazienti. Sovrapponendo immagini radiografiche e scansioni tridimensionali, il CAD crea una mappa dettagliata dell'area chirurgica, offrendo una panoramica senza precedenti dell'intervento.

4. Navigazione chirurgica in tempo reale: una bussola per il chirurgo

Durante l'intervento chirurgico, la chirurgia assistita da computer agisce come un sistema di navigazione, guidando il chirurgo durante la procedura. Questo può essere particolarmente utile durante operazioni complesse o in aree anatomiche di difficile accesso.

5. Fusione con altre tecnologie: robotica e imaging avanzato

Il CAD non è una tecnologia isolata. Si integra perfettamente con altri progressi, come la chirurgia assistita da robot e le tecniche di imaging innovative. Questa sinergia moltiplica i vantaggi sia per il paziente che per il medico.

6. Il futuro della chirurgia assistita da computer: verso nuovi orizzonti

Con la continua evoluzione della tecnologia, il CAD sta diventando sempre più sofisticato. L'incorporazione della realtà aumentata, dell'intelligenza artificiale e delle interfacce tattili sta aprendo la strada a interventi sempre più precisi e personalizzati.

La chirurgia assistita dal computer è uno strumento potente che, nelle mani di un chirurgo esperto, può trasformare e migliorare il panorama della chirurgia maxillo-facciale. Simboleggia la fusione dell'arte medica con i progressi tecnologici, offrendo un'assistenza ottimale al paziente e spingendo i confini di ciò che è chirurgicamente possibile.

Tecniche di innesto e trapianto

Quando si tratta di chirurgia maxillo-facciale, le tecniche di innesto e trapianto giocano un ruolo essenziale nel ripristino e nella ricostruzione di difetti o perdite di tessuto. Spesso sono necessarie per ripristinare la forma, la funzione e talvolta l'estetica dei pazienti colpiti da traumi, malformazioni, tumori o altre condizioni.

1. La necessità di innesti e trapianti:
Sia in seguito alla resezione di un tumore, a una lesione traumatica o per correggere una malformazione, gli innesti vengono utilizzati per compensare la mancanza di tessuto, mentre i trapianti mirano a sostituire un organo o un tessuto malato con un equivalente sano.

2. Tipi di innesto nella chirurgia maxillo-facciale:
- **Innesto osseo:** utilizzato per riempire i difetti ossei, può provenire dal paziente stesso (autoinnesto), da un donatore (allotrapianto) o essere sintetico. I siti di donazione più comuni sono il cranio, l'anca o la tibia.
- **Innesto di pelle:** per i difetti cutanei, si possono prelevare e trapiantare sezioni di pelle. A seconda dello spessore della pelle rimossa, si parla di innesti totali o parziali.
- **Innesto di tessuto molle: si tratta di** muscolo, cartilagine o altro tessuto molle.

3. Trapianti avanzati:
Gli sviluppi delle tecniche mediche hanno permesso di effettuare trapianti facciali parziali o completi, rendendo possibile ai pazienti gravemente colpiti di recuperare la funzione e l'aspetto del viso.

4. Tecniche di anastomosi:
Un aspetto cruciale degli innesti e dei trapianti è la necessità di ricollegare i vasi sanguigni e talvolta i nervi per garantire la vitalità del tessuto innestato. I chirurghi utilizzano la microchirurgia per queste delicate anastomosi, garantendo un buon flusso sanguigno e la funzionalità.

5. Rigetto e immunosoppressione:
Una delle maggiori preoccupazioni dopo il trapianto, in particolare con gli allotrapianti, è il rigetto. Per ridurre questo rischio, i pazienti spesso necessitano di una terapia immunosoppressiva, che ha le sue sfide e i suoi effetti collaterali.

6. Futuro e potenziale:
Con i progressi della bioingegneria tissutale e l'avvento della stampa biologica in 3D, i futuri innesti potrebbero essere 'coltivati' in laboratorio a partire dalle cellule del paziente stesso, eliminando il rischio di rigetto.

Le tecniche di innesto e trapianto nella chirurgia maxillo-facciale sono in costante evoluzione, offrendo speranza e soluzioni ai pazienti che devono affrontare sfide mediche complesse. Grazie alla combinazione di abilità chirurgica, tecnologia avanzata e assistenza post-operatoria su misura, la vita di molti pazienti viene trasformata, consentendo loro di recuperare non solo la forma fisica, ma anche la fiducia in se stessi.

La promessa della chirurgia robotica

All'incrocio tra tecnologia e medicina, la chirurgia robotica sta emergendo come una vera e propria rivoluzione, che promette di superare i limiti di ciò che la chirurgia tradizionale può raggiungere, in particolare in aree delicate come la chirurgia maxillo-facciale.

1. Maggiore precisione:
Uno dei principali vantaggi della chirurgia robotica è la sua impareggiabile precisione. I robot hanno bracci articolati che possono eseguire movimenti molto precisi, eliminando i tremori naturali della mano umana. Questo è

particolarmente vantaggioso per le operazioni che richiedono una precisione millimetrica.

2. Accesso alle aree difficili:
Il design snello e articolato dei bracci robotici consente di accedere a zone difficili da raggiungere con la mano umana, riducendo al minimo le incisioni e quindi le cicatrici post-operatorie.

3. Riduzione dell'affaticamento del chirurgo:
Eseguire un intervento chirurgico, soprattutto di lunga durata, può essere faticoso per il chirurgo. I robot, una volta posizionati correttamente, possono mantenere la loro posizione senza indebolirsi, permettendo al chirurgo di concentrarsi sull'aspetto preciso dell'operazione.

4. Visione migliorata:
Con l'uso di telecamere ad alta definizione e di sistemi di ingrandimento, i chirurghi hanno una visione chiara e ingrandita del campo chirurgico, essenziale per le aree anatomiche complesse del viso.

5. Riduzione dei tempi di recupero:
Grazie alle incisioni più piccole e precise, i pazienti spesso beneficiano di una guarigione più rapida, di un minor dolore post-operatorio e di una degenza ospedaliera più breve.

6. Formazione e telechirurgia:
La chirurgia robotica apre la strada alla telechirurgia, in cui un esperto può operare a distanza, e al miglioramento della formazione dei futuri chirurghi attraverso simulazioni di realtà virtuale.

7. Potenziale di innovazione:
La fusione della chirurgia robotica con altre tecnologie, come l'imaging in tempo reale, l'intelligenza artificiale o la

stampa 3D, potrebbe ampliare ulteriormente il campo di possibilità della chirurgia maxillo-facciale.

Tuttavia, nonostante le sue promesse, la chirurgia robotica non è priva di sfide. Il suo costo elevato, la necessità di una formazione specialistica e i dibattiti etici che circondano l'uso dei robot in medicina sono tutti ostacoli da superare.

La chirurgia robotica rappresenta un passo entusiasmante nell'evoluzione della chirurgia maxillo-facciale. Man mano che le tecniche vengono perfezionate e la tecnologia diventa più accessibile, potrebbe trasformare il modo in cui viene eseguita la chirurgia, offrendo risultati migliori per i pazienti e strumenti più avanzati per i chirurghi.

Capitolo 25

GESTIONE COMPLICAZIONI RARE

Complicazioni neurologiche

Quando si tratta di chirurgia maxillo-facciale, è essenziale comprendere la complessità anatomica di questa regione. Non solo il viso è il luogo della nostra identità visiva, ma è anche una regione ricca di strutture nervose. Durante l'intervento chirurgico possono insorgere complicazioni neurologiche che influiscono non solo sulla funzione, ma anche sulla qualità di vita del paziente.

1. Natura delle complicazioni:
Le complicanze neurologiche nella chirurgia maxillo-facciale possono essere temporanee o permanenti e possono derivare da traumi, incisioni chirurgiche, compressioni o infezioni.

2. Nervi sensoriali :
Una delle complicazioni più comuni riguarda il nervo alveolare inferiore, che dà la sensazione al labbro inferiore e al mento. Un danno a questo nervo può portare a parestesia, una sensazione di formicolio o intorpidimento. Allo stesso modo, il nervo linguale, responsabile della sensazione della lingua, può essere colpito durante alcuni interventi.

3. Nervi motori :
Il nervo facciale è il principale nervo motorio del viso. Il suo danno può portare alla paralisi facciale, con conseguenze sull'espressione del viso, sulla chiusura delle palpebre e sul linguaggio. Sebbene tali complicazioni siano rare, possono avere conseguenze devastanti per il paziente.

4. Complicazioni post-operatorie:
Ematomi o edemi possono comprimere i nervi, causando deficit temporanei. Anche le infezioni possono portare a complicazioni neurologiche se si diffondono alle strutture nervose.

5. Gestione delle complicanze:

Il trattamento delle complicanze neurologiche dipende dalla causa e dalla gravità. Alcuni deficit nervosi possono risolversi nel tempo, mentre altri richiedono un intervento per decomprimere un nervo o trattare un'infezione. La riabilitazione, come la fisioterapia facciale, può essere utile per i pazienti con deficit motori.

6. Prevenzione :

Il modo migliore per gestire le complicanze neurologiche è prevenirle. Ciò comporta un'attenta pianificazione chirurgica, una buona conoscenza dell'anatomia, l'uso di strumenti di imaging avanzati e una tecnica chirurgica precisa.

7. Importanza della comunicazione:

È fondamentale informare i pazienti dei rischi potenziali associati all'intervento chirurgico. Una comunicazione aperta aiuta a gestire le aspettative e a garantire che il paziente sia ben informato prima di dare il consenso.

Sebbene la chirurgia maxillo-facciale sia generalmente sicura, possono verificarsi complicazioni neurologiche. Una conoscenza approfondita dell'anatomia, una tecnica chirurgica meticolosa e una gestione adeguata delle complicanze possono aiutare a minimizzare questi rischi e a garantire il miglior risultato per il paziente.

Complicazioni vascolari ed emorragia

La chirurgia maxillo-facciale, a causa della sua vicinanza a importanti strutture vascolari, presenta un rischio di complicazioni vascolari ed emorragiche. Comprendere queste complicanze e sapere come gestirle è essenziale per garantire la sicurezza del paziente.

1. Il tessuto vascolare del viso:

Il viso è irrigato da una ricca rete vascolare, principalmente dalle arterie carotidi esterne e dai loro rami. Qualsiasi incisione o manipolazione in questa regione richiede una particolare attenzione per evitare di danneggiare questi vasi.

2. Complicazioni vascolari:

Possono assumere la forma di trombosi, embolia o aneurisma. Queste complicazioni possono derivare da lesioni vascolari durante l'operazione o nel post-operatorio.

3. Emorragia :

L'emorragia è una delle complicazioni più comuni nella chirurgia maxillo-facciale. Può verificarsi durante o dopo l'intervento. Un'emorragia grave può portare a uno shock emorragico pericoloso per la vita.

4. Prevenzione e gestione delle emorragie:

- **Durante l'intervento**: una buona visibilità del campo operatorio, l'uso di strumenti precisi e un'attenta coagulazione dei vasi sanguigni contribuiscono a minimizzare il rischio di emorragia.
- **Post-operatorio**: un attento monitoraggio è essenziale per rilevare precocemente i segni di emorragia, come la formazione di un ematoma, l'aumento del dolore o la bassa pressione sanguigna. Il trattamento può richiedere un intervento chirurgico per arrestare l'emorragia e drenare l'ematoma.

5. Altre complicazioni legate all'emorragia:

- **Ematoma**: accumulo di sangue in un'area chirurgica. Può richiedere l'evacuazione chirurgica se è di grandi dimensioni o se esercita una pressione sulle strutture vitali.
- **Emorragia ritardata**: può verificarsi diversi giorni dopo l'intervento chirurgico, spesso a causa di infiammazioni o infezioni.

6. Importanza della preparazione:
Prima di qualsiasi intervento chirurgico, è fondamentale ottenere un'anamnesi completa per identificare i pazienti a maggior rischio di emorragia, come quelli che assumono anticoagulanti o con disturbi emorragici.

7. Collaborazione con altri specialisti:
Nei casi complessi, può essere necessaria la collaborazione con specialisti vascolari o radiologi interventisti per valutare, prevenire e gestire le complicanze vascolari.

La chirurgia maxillo-facciale, nonostante le sue sfide, rimane una specialità in cui, con una formazione adeguata e un'attenzione meticolosa ai dettagli, i rischi di complicazioni vascolari ed emorragiche possono essere ridotti in modo significativo. Una comunicazione chiara con il paziente sui rischi e una preparazione accurata sono essenziali per garantire risultati ottimali.

Gestione dei casi atipici

Il campo della chirurgia maxillo-facciale, pur essendo estremamente specializzato, comprende un'ampia varietà di casi, alcuni di routine e altri decisamente atipici. Questi ultimi spesso rappresentano una sfida per il team medico in termini di diagnosi, pianificazione e intervento chirurgico.

1. Riconoscere l'atipicità:
Questa è la prima sfida. Un caso atipico può presentare sintomi insoliti, presentazioni cliniche rare o comorbilità complesse che alterano il quadro clinico tradizionale. A volte è una combinazione di fattori che rende un caso unico.

2. Approccio diagnostico:

Una diagnosi accurata è la pietra miliare della gestione di qualsiasi caso medico. In situazioni atipiche, può richiedere ulteriori indagini, l'uso di test diagnostici avanzati o persino la consultazione di esperti in settori correlati.

3. Pianificazione chirurgica :

Un caso atipico può spesso richiedere un approccio chirurgico adattato o personalizzato. Questo potrebbe includere l'uso di tecniche o attrezzature non tradizionali, oppure la modifica di procedure standard per adattarsi alla situazione specifica.

4. Gestire le aspettative:

I pazienti con casi atipici possono avere aspettative diverse riguardo ai risultati, ai tempi di recupero e alle possibili complicazioni. Una comunicazione chiara è essenziale per garantire la comprensione e il consenso informato.

5. Supporto interdisciplinare :

I casi atipici spesso beneficiano di una gestione interdisciplinare, in cui diversi specialisti collaborano per fornire la migliore assistenza possibile. Per esempio, un paziente con una complessa malformazione congenita potrebbe richiedere l'esperienza di un ortodontista, un chirurgo plastico e un chirurgo maxillo-facciale.

6. Revisione post-operatoria:

I casi atipici possono avere un decorso post-operatorio imprevedibile. Per garantire un recupero ottimale, possono essere necessari un attento monitoraggio, controlli regolari e, occasionalmente, interventi aggiuntivi.

7. Formazione continua e condivisione delle conoscenze:

Ogni caso atipico offre un'opportunità di apprendimento. Per i chirurghi maxillo-facciali è fondamentale tenersi aggiornati sulle ultime ricerche, tecniche e tecnologie. Inoltre, la condivisione delle esperienze con la comunità medica può aiutare altri professionisti ad affrontare situazioni simili.

Se da un lato i casi atipici nella chirurgia maxillo-facciale possono presentare ulteriori sfide, dall'altro offrono un'opportunità unica di crescita professionale, innovazione e miglioramento dell'assistenza al paziente. Un approccio olistico, interdisciplinare e incentrato sul paziente è la chiave del successo nella gestione di queste situazioni uniche.

Capitolo 26

LA VITA DOPO L'INTERVENTO CHIRURGICO: FOLLOW-UP A LUNGO TERMINE

Stabilire protocolli di monitoraggio regolari

Il follow-up post-operatorio è un elemento cruciale dell'assistenza nella chirurgia maxillo-facciale. Non solo assicura la corretta guarigione, ma identifica anche le complicanze in fase iniziale, ottimizza i risultati estetici e funzionali e rafforza il rapporto di fiducia tra il paziente e l'équipe medica. L'implementazione di protocolli di follow-up strutturati e sistematici è quindi essenziale.

1. Obiettivi del follow-up :
Gli obiettivi principali del follow-up regolare sono valutare il recupero, individuare eventuali complicazioni, garantire la soddisfazione del paziente e apportare modifiche o interventi aggiuntivi, se necessario.

2. Prima consultazione post-operatoria:
Questo consulto si svolge generalmente alcuni giorni dopo l'intervento. Offre l'opportunità di valutare la guarigione iniziale, di assicurarsi che il paziente stia seguendo le istruzioni post-operatorie e di rispondere a eventuali domande o dubbi.

3. Frequenza delle visite :
La frequenza delle visite dipende dalla natura dell'intervento. Alcuni interventi richiedono inizialmente visite settimanali, poi mensili, mentre altri possono richiedere solo uno o due controlli.

4. Valutazioni specifiche:
A seconda del tipo di intervento, possono essere richieste valutazioni specifiche, come radiografie, scansioni, test di funzionalità muscolare o valutazioni estetiche.

5. Durata del monitoraggio :
Il periodo di follow-up varia a seconda della procedura.

Alcune procedure, come le estrazioni dentali, possono richiedere un follow-up di poche settimane o pochi mesi, mentre interventi più complessi, come la ricostruzione del viso, possono richiedere un follow-up di diversi anni.

6. Comunicazione con altri professionisti della salute:

I chirurghi maxillo-facciali lavorano spesso in collaborazione con altri specialisti. Una comunicazione regolare e completa con questi professionisti è essenziale per una cura olistica del paziente.

7. Gestione delle cartelle cliniche:

È fondamentale mantenere una cartella clinica accurata e dettagliata per ogni paziente, che includa le note di ogni consultazione, le fotografie, i risultati degli esami e qualsiasi altra informazione rilevante.

8. Educazione continua del paziente:

Il follow-up è anche un'opportunità per l'educazione continua del paziente sull'assistenza domiciliare, la prevenzione delle complicanze e la promozione generale della salute.

9. Revisione dei protocolli:

I protocolli di follow-up devono essere rivisti regolarmente per garantire che riflettano le migliori prassi attuali e che rispondano alle esigenze mutevoli dei pazienti.

L'implementazione di protocolli di follow-up regolari nella chirurgia maxillo-facciale è fondamentale per ottimizzare i risultati dei pazienti e ridurre al minimo le complicazioni. Un approccio sistematico, personalizzato e incentrato sul paziente garantirà un'assistenza di qualità e risultati soddisfacenti.

Gestire i problemi a lungo termine o complicazioni tardive

La chirurgia maxillo-facciale, nonostante la sua complessità e il preciso livello di intervento, non è esente da complicazioni a lungo termine o problemi tardivi. Che si tratti di un effetto secondario inatteso o di un effetto collaterale di un'operazione, il follow-up a lungo termine è fondamentale per garantire il benessere del paziente e il successo dell'intervento.

1. Natura delle complicazioni a lungo termine:
Le complicazioni possono variare a seconda della natura dell'intervento iniziale. Possono includere deformità, disfunzioni articolari, dolore cronico, cicatrici ipertrofiche o problemi di occlusione.

2. Follow-up regolare:
Anche dopo l'immediato periodo post-operatorio, è fondamentale sottoporsi a visite di controllo per monitorare i progressi della guarigione e assicurarsi che non sorgano problemi latenti.

3. Riabilitazione continua:
Alcuni pazienti possono richiedere una riabilitazione a lungo termine, in particolare per recuperare la normale funzione muscolare o per gestire il dolore persistente. Può essere necessaria la collaborazione con fisioterapisti, logopedisti e altri specialisti.

4. Ripetizione dell'intervento chirurgico:
In alcuni casi, purtroppo, può essere necessario un secondo intervento per correggere problemi che si sono manifestati solo a lungo termine.

5. Consulenza ed educazione del paziente:
È fondamentale informare il paziente sui segnali di

potenziali complicazioni, in modo che possa riconoscerli e chiedere rapidamente consiglio. Questi possono includere dolore, cambiamenti nella sensazione o nella mobilità, o cambiamenti visivi.

6. Gestione psicologica:
Gli effetti a lungo termine della chirurgia maxillo-facciale non sono solo fisici. La componente psicologica può essere altrettanto importante. Alcuni pazienti possono avere difficoltà ad adattarsi al loro nuovo aspetto o ad affrontare il trauma di un'operazione importante. Il supporto psicologico può essere fondamentale in questi casi.

7. Prevenzione :
Il modo migliore per gestire le complicanze a lungo termine è prevenirle. Un'attenta pianificazione chirurgica, una tecnica impeccabile e un rigoroso follow-up post-operatorio possono ridurre significativamente il rischio di problemi tardivi.

8. Ricerca e feedback :
Infine, per migliorare continuamente le procedure e le tecniche, è essenziale raccogliere dati sulle complicanze a lungo termine. Questo feedback può aiutare a perfezionare le tecniche chirurgiche, a migliorare la formazione dei chirurghi e a guidare la ricerca futura nel campo.

La gestione dei problemi a lungo termine o delle complicanze tardive nella chirurgia maxillo-facciale richiede un approccio completo che comprenda il follow-up medico, la riabilitazione, il supporto psicologico e l'educazione del paziente. Un approccio proattivo e incentrato sul paziente garantirà i migliori risultati possibili e il benessere a lungo termine dei pazienti.

Supporto psicologico
e reinserimento sociale

La chirurgia maxillo-facciale come disciplina non si limita al restauro fisico e funzionale del viso e della bocca. Ha anche profonde ramificazioni per la psiche del paziente, poiché il viso è un riflesso dell'identità e dell'autostima. Dopo un'operazione, un paziente può trovarsi ad affrontare una miriade di sfide psicologiche e sociali, motivo per cui è così importante fornire un'assistenza completa per aiutarlo a reintegrarsi nella società.

1. L'impatto psicologico dell'intervento chirurgico:
Un cambiamento fisico, anche se desiderato o necessario, può comportare un periodo di adattamento per il paziente. Le questioni relative all'identità, all'autostima e alla percezione di sé possono essere interrotte, provocando sentimenti di tristezza, confusione o addirittura dolore.

2. Supporto terapeutico :
La terapia con uno psicologo o uno psichiatra può essere essenziale per aiutare il paziente a superare questo periodo difficile. Questo aiuto può affrontare problemi come la depressione, l'ansia o lo stress post-traumatico.

3. Gruppi di sostegno:
I gruppi di sostegno offrono uno spazio in cui i pazienti possono condividere le loro esperienze, imparare gli uni dagli altri e sostenersi a vicenda. Queste interazioni possono spesso aiutare a normalizzare i loro sentimenti e a rassicurarli che non sono soli nella loro lotta.

4. Preparazione al reinserimento sociale:
Le reazioni degli altri all'aspetto post-operatorio del paziente possono variare. Alcuni pazienti possono temere il giudizio, la stigmatizzazione o l'isolamento. Le sessioni

informative, il coaching o la simulazione sociale possono aiutare il paziente a prepararsi a queste interazioni.

5. Programmi di riabilitazione:
Possono essere utili programmi su misura per aiutare il paziente a recuperare le competenze professionali, a tornare al lavoro o a riprendere le sue attività abituali.

6. L'entourage del paziente:
È fondamentale coinvolgere la famiglia e gli amici più stretti del paziente nel processo di recupero. Sostenendoli e istruendoli su cosa aspettarsi e come aiutare il paziente, può fare la differenza.

7. Accettazione e autostima:
È fondamentale lavorare con il paziente per aiutarlo ad accettare e amare il suo nuovo aspetto, a riconoscere il suo valore intrinseco e a rafforzare la sua autostima.

8. Follow-up a lungo termine:
Il reinserimento sociale e il supporto psicologico non si fermano una volta che il paziente lascia l'ospedale. Il follow-up regolare, i controlli psicologici e i checkpoint possono aiutare a identificare e ad affrontare eventuali problemi emergenti.

La chirurgia maxillo-facciale non si ferma in sala operatoria. Per garantire una vera guarigione e una reintegrazione di successo, è essenziale prendere in considerazione il benessere psicologico e sociale del paziente. Adottando un approccio olistico e incentrato sul paziente, gli operatori sanitari possono davvero trasformare la vita delle persone che assistono.

Capitolo 27

SICUREZZA DEL PAZIENTE E GESTIONE DEL RISCHIO

Protocolli di sicurezza in sala operatoria

La sala operatoria è la scena di interventi medici complessi e precisi, in particolare nel campo della chirurgia maxillo-facciale. In questo ambiente, la sicurezza del paziente rimane la preoccupazione principale, rendendo essenziali protocolli rigorosi e ben definiti.

Dal momento in cui i pazienti entrano nella stanza, ogni fase è orchestrata per eliminare qualsiasi possibilità di errore. Il processo di verifica dell'identità del paziente è meticoloso, per garantire che la procedura giusta venga eseguita sul paziente giusto. Una volta confermata, l'area della procedura viene preparata e disinfettata con la massima cura, garantendo il comfort del paziente.

Le attrezzature utilizzate vengono controllate scrupolosamente. Dagli strumenti sterilizzati alle macchine di supporto vitale, ogni strumento ha il suo protocollo di sicurezza. Il corretto funzionamento delle macchine per l'anestesia, ad esempio, è essenziale per garantire un'operazione senza intoppi.
La comunicazione è il perno della sicurezza in sala operatoria. Il team chirurgico si impegna in un dialogo costante, condividendo informazioni cruciali in tempo reale. Anche prima della prima incisione, il chirurgo conferma la procedura da seguire, assicurandosi che ogni membro del team sia allineato con le aspettative e le responsabilità.

Durante l'operazione, il paziente viene costantemente monitorato. I segni vitali vengono monitorati continuamente e qualsiasi anomalia, anche se di lieve entità, viene immediatamente segnalata e trattata. Ciò significa che qualsiasi evento imprevisto può essere anticipato e gestito in modo efficace.

La sala operatoria è anche un luogo in cui l'igiene è fondamentale. I protocolli di asepsi vengono applicati rigorosamente per evitare qualsiasi contaminazione o infezione. I membri del team sono vestiti con indumenti sterili e seguono regole rigorose per il lavaggio delle mani e l'uso dei guanti.

Infine, dopo l'intervento, il paziente viene trasferito con cura in una sala di recupero dove viene monitorato attentamente, garantendo un recupero sicuro dall'anestesia. Il chirurgo rivede poi i dettagli dell'intervento con il paziente e la sua famiglia, assicurandosi che tutto sia compreso e che il piano di assistenza post-operatoria sia chiaramente stabilito.

Questa costante preoccupazione per la sicurezza, ancorata in ogni fase dell'intervento, riflette l'impegno indefettibile della chirurgia maxillo-facciale per il benessere dei suoi pazienti.

Gestione degli incidenti e gli eventi avversi

La chirurgia maxillo-facciale, come tutte le specialità mediche, non è immune da incidenti o eventi avversi. Queste situazioni, sebbene rare, richiedono una gestione proattiva, metodica e trasparente per garantire la sicurezza del paziente e mantenere la fiducia del pubblico nel sistema sanitario.
Quando si verifica un incidente, la priorità immediata è garantire la stabilità e il benessere del paziente. Il team medico mette in campo tutte le risorse e le competenze necessarie per stabilizzare la situazione, correggere l'anomalia e prevenire ulteriori danni.

Dopo l'incidente, viene avviata sistematicamente un'indagine interna per determinare le cause. Questo approccio fa parte dell'impegno a migliorare continuamente la qualità dell'assistenza. I professionisti coinvolti sono incoraggiati a condividere le loro osservazioni e analisi senza timore di ritorsioni, perché è identificando gli errori che si possono evitare in futuro.

Un elemento chiave nella gestione degli incidenti è la comunicazione trasparente con i pazienti e le loro famiglie. Devono essere informati sulla natura dell'incidente, sulle misure adottate per porvi rimedio e sulle possibili conseguenze per la loro salute. Questo approccio onesto e aperto rafforza il rapporto di fiducia tra il paziente e il team sanitario.

Allo stesso tempo, sono in atto protocolli di segnalazione per allertare gli organi normativi e professionali competenti. Questi rapporti sono essenziali per monitorare le tendenze, identificare i rischi ricorrenti e sviluppare strategie di prevenzione su scala nazionale.

Una volta completata l'analisi, le lezioni apprese dall'incidente vengono incorporate nella formazione continua dei nostri team. Vengono organizzati workshop, simulazioni e corsi di formazione per garantire che ogni professionista sia ben equipaggiato per anticipare e gestire questo tipo di situazioni.

Infine, l'attuazione delle misure correttive si basa spesso su un approccio multidisciplinare. Che si tratti di adeguare i protocolli, aggiornare le attrezzature o rivedere i metodi di lavoro, ogni cambiamento è volto a migliorare la sicurezza e la qualità degli interventi.

La gestione degli incidenti nella chirurgia maxillo-facciale è quindi un processo strutturato, incentrato sul paziente e orientato al futuro. Riflette l'impegno della specialità a fornire un'assistenza di altissima qualità, anche nelle circostanze più impreviste.

Promuovere una cultura della sicurezza all'interno del team

Nel mondo dinamico e spesso imprevedibile della chirurgia maxillo-facciale, la sicurezza del paziente è fondamentale. Più che una serie di protocolli e linee guida, la sicurezza è uno stato mentale, una cultura. Promuovere questa cultura all'interno di un'équipe medica richiede un approccio multifattoriale, incentrato su collaborazione, formazione e responsabilizzazione.

In primo luogo, è essenziale riconoscere che ogni membro del team, sia esso chirurgo, infermiere, anestesista o tecnico, apporta un'esperienza e una prospettiva unica. Favorire un ambiente in cui ogni voce sia ascoltata e valorizzata incoraggia il feedback, in particolare su eventuali preoccupazioni o anomalie. L'obiettivo è creare un clima di fiducia, in cui la paura di ritorsioni o giudizi non ostacoli la comunicazione.

Anche la formazione continua è un pilastro di questa cultura. I progressi medici, le nuove tecnologie e il feedback degli incidenti precedenti devono essere regolarmente incorporati nei programmi di formazione. Simulazioni, workshop pratici e analisi di casi reali aiutano a preparare il team alle sfide quotidiane, rafforzando i riflessi di sicurezza.

La responsabilità è un altro elemento chiave. Ogni membro del team deve comprendere il proprio ruolo nella catena di sicurezza ed essere consapevole dell'impatto delle proprie azioni sul paziente e sui colleghi. I sistemi di valutazione e di feedback, sia formali che informali, possono contribuire a rafforzare questa responsabilità individuale e collettiva.

Inoltre, l'introduzione di liste di controllo, in gran parte ispirate all'aviazione, si è dimostrata efficace nel garantire che vengano seguite tutte le fasi critiche di una procedura. Oltre ad essere strumenti pratici, queste liste di controllo ricordano costantemente l'importanza del rigore e della sistematizzazione in materia di sicurezza.

È anche essenziale celebrare i successi e i miglioramenti. Riconoscere e valorizzare le buone prassi e le iniziative individuali o collettive che migliorano la sicurezza aiuta a radicare questa cultura all'interno del team.

Infine, una cultura della sicurezza va di pari passo con una cultura del miglioramento continuo. Questo implica domande regolari, adattabilità di fronte a nuovi dati e un desiderio costante di fare meglio, per il benessere del paziente e dell'intero team.

Promuovere una cultura della sicurezza nella chirurgia maxillo-facciale è un processo continuo, basato su collaborazione, formazione, responsabilità e comunicazione aperta. Mettendo la sicurezza al centro di tutto ciò che facciamo, il team può offrire la migliore assistenza possibile.

Inspiri e si prepari la prossima generazione infermiere

Il futuro dell'assistenza sanitaria poggia sulle spalle della prossima generazione di professionisti medici e gli infermieri maxillo-facciali hanno un ruolo vitale da svolgere in questo panorama. Ispirare e preparare questa nuova ondata di appassionati è una missione cruciale, che combina mentoring, istruzione, esperienza pratica e sviluppo personale.

Per cominciare, è fondamentale mostrare a questi futuri professionisti l'impatto reale e tangibile che possono avere sulla vita dei pazienti. Storie di vita reale, testimonianze di pazienti e feedback di infermieri esperti possono servire come esempi concreti, mostrando non solo le sfide della professione, ma anche le ricompense emotive che offre.

Il mentoring è una pietra miliare della formazione. Avere una guida, un confidente, qualcuno che condivide le proprie conoscenze ed esperienze è prezioso per un giovane infermiere. I mentori possono aiutare a orientare la carriera, a sviluppare le competenze cliniche e a navigare nelle complessità emotive ed etiche della professione.

L'istruzione formale rimane, ovviamente, al centro della preparazione. I programmi di formazione devono essere continuamente aggiornati per riflettere i progressi medici, le nuove tecnologie e le migliori pratiche attuali. Inoltre, la formazione pratica, attraverso stage e simulazioni, consente agli studenti di familiarizzare con l'ambiente reale di una sala operatoria o di un'unità di cura.
Anche lo sviluppo personale è essenziale. Gli infermieri di chirurgia maxillo-facciale si trovano spesso ad affrontare situazioni stressanti ed emotivamente cariche e devono dimostrare resilienza, empatia e capacità di comunicazione. I workshop e i corsi di formazione incentrati sul benessere, sulla gestione dello stress e sulla comunicazione efficace sono tutti strumenti che prepareranno questi infermieri ad affrontare le sfide emotive della loro professione.

Per ispirare, dobbiamo anche mostrare la diversità delle opportunità. La chirurgia maxillo-facciale, sebbene specializzata, offre una moltitudine di percorsi di carriera, sia nella ricerca, che nell'istruzione, nella gestione o nella pratica clinica specialistica.

Infine, è importante coltivare il senso di appartenenza a una comunità. Incoraggiare la partecipazione ad associazioni professionali, conferenze ed eventi di networking offre ai giovani infermieri una visione più ampia del loro ruolo e li collega a una comunità affiatata e solidale.

Preparare la prossima generazione di infermieri di chirurgia maxillo-facciale significa investire nel futuro dell'assistenza sanitaria, garantire un'assistenza di qualità ai pazienti e continuare a far progredire questa entusiasmante specialità. Si tratta di una responsabilità condivisa, che richiede dedizione, passione e una visione del futuro.

Capitolo 28

GESTIONE DI CASI SPECIFICI

Chirurgia maxillo-facciale negli anziani

Con l'aumento dell'aspettativa di vita e una migliore comprensione delle esigenze sanitarie specifiche degli anziani, la chirurgia maxillo-facciale in questa popolazione è diventata un argomento sempre più rilevante. L'approccio chirurgico ai pazienti anziani presenta sfide e opportunità uniche, richiedendo un'attenta attenzione ai dettagli clinici, fisiologici e psicosociali.

Gli anziani devono spesso affrontare problemi medici complessi. Il loro corpo ha subito decenni di usura, esposizione a varie malattie e cambiamenti fisiologici che possono influenzare il modo in cui reagiscono alla chirurgia. Le co-morbilità, come le malattie cardiache, il diabete o l'ipertensione, sono comuni e possono complicare la gestione pre-, intra e post-operatoria.

Il processo di invecchiamento influisce direttamente anche sulla regione maxillo-facciale. Le ossa possono diventare più fragili o riassorbirsi, i tessuti perdono elasticità e la pelle si assottiglia. Questi cambiamenti possono influenzare il tipo di procedura consigliata e le aspettative di risultato.

L'aspetto psicosociale non deve essere trascurato. I pazienti anziani possono essere preoccupati per il loro aspetto, la loro identità e la loro qualità di vita post-operatoria. È essenziale riconoscere e rispettare queste preoccupazioni, fornendo un'educazione e un supporto emotivo adeguati.

Comunicare con i pazienti anziani richiede spesso un approccio personalizzato. Potrebbero esserci barriere legate a deficit uditivi o cognitivi, o semplicemente una maggiore ansia per la procedura. Stabilire un rapporto di fiducia è fondamentale, così come assicurarsi che il paziente e la sua famiglia siano pienamente informati e a proprio agio con il piano di trattamento proposto.

Il periodo di recupero può anche essere prolungato o più complesso negli anziani. È fondamentale anticipare e gestire le potenziali complicazioni, assicurare un follow-up regolare e fornire una riabilitazione su misura per le loro esigenze specifiche.

Lavorare a stretto contatto con altri specialisti, come geriatri, cardiologi o anestesisti, è spesso essenziale per garantire un'assistenza completa e sicura. Questi team multidisciplinari permettono di affrontare le sfide specifiche dei pazienti anziani da ogni punto di vista.

La chirurgia maxillo-facciale sugli anziani è una specialità ricca e complessa. Richiede competenze mediche, una profonda comprensione dei cambiamenti legati all'età e un approccio umano ed empatico. Le ricompense, tuttavia, sono immense, in quanto offre a questa popolazione l'opportunità di migliorare la qualità della vita, l'autostima e la salute generale.

Assistenza al paziente con esigenze specifiche (disabilità, co-morbilità)

La chirurgia maxillo-facciale, come altre specialità mediche, richiede un approccio personalizzato, soprattutto quando si tratta di trattare pazienti con esigenze specifiche. Questi pazienti possono avere disabilità fisiche o mentali, co-morbilità o altre particolarità che rendono la loro cura delicata ed essenziale.

Un paziente con una disabilità, sia visibile come un problema motorio, sia invisibile come un disturbo dello spettro autistico, richiede un'attenzione particolare. È essenziale garantire un facile accesso alle strutture, adattare le attrezzature se necessario, ma anche adattare la comunicazione per garantire la comprensione e il comfort del paziente. Misure semplici, come la presenza di un interprete del linguaggio dei segni o l'uso di ausili visivi, possono fare la differenza.

Le co-morbilità aggiungono un altro livello di complessità. Un paziente con diabete, ad esempio, può avere difficoltà di guarigione, mentre un paziente con malattie cardiovascolari può avere maggiori rischi associati all'anestesia. La collaborazione con altri specialisti, come endocrinologi, cardiologi o nefrologi, è spesso necessaria per sviluppare un piano di trattamento sicuro ed efficace.

La formazione continua del personale medico e paramedico è essenziale per garantire che sia ben equipaggiato per rispondere alle esigenze di questi pazienti. Questo include non solo la formazione medica, ma anche quella in comunicazione, psicologia e sociologia, per comprendere meglio e rispondere alle esigenze dei pazienti.

La chiave è l'ascolto attivo e la compassione. È essenziale riconoscere e convalidare le preoccupazioni e le esigenze di ogni paziente, e sforzarsi di fornire un'assistenza centrata sul paziente, che tenga conto dell'intera persona.

Anche la tecnologia gioca un ruolo importante. L'uso di apparecchiature adattate, di applicazioni specializzate per facilitare la comunicazione o di tecniche chirurgiche innovative può migliorare notevolmente la qualità dell'assistenza fornita.

La cura dei pazienti con esigenze speciali nella chirurgia maxillo-facciale non è solo una questione di competenza medica. Si tratta di un approccio olistico che richiede empatia, interdisciplinarità e un desiderio costante di adattare e migliorare l'assistenza per soddisfare le esigenze di ogni individuo.

I pazienti con una storia precedente intervento chirurgico o trattamento

L'anamnesi chirurgica o terapeutica di un paziente è spesso cruciale quando si pianificano e si eseguono interventi di chirurgia maxillo-facciale. La conoscenza accurata di questa storia aiuta non solo ad anticipare le potenziali sfide, ma anche a prevenire le potenziali complicazioni.

Quando un paziente ha subito un precedente intervento chirurgico nella regione maxillo-facciale, ciò può significare che le strutture anatomiche sono state modificate o addirittura alterate. Per esempio, le cicatrici dei tessuti possono limitare l'elasticità della pelle o ostruire l'accesso a determinate aree. Allo stesso modo, gli innesti o gli impianti ossei preesistenti possono influenzare il modo in cui viene pianificato ed eseguito un nuovo intervento.

Inoltre, i pazienti che hanno subito trattamenti come la radioterapia possono avere tessuti alterati che guariscono in modo diverso e sono più suscettibili alle infezioni. La radioterapia, in particolare nella regione della testa e del collo, può portare a una riduzione della vascolarizzazione dei tessuti, rendendo le aree irradiate più vulnerabili.

È inoltre essenziale tenere conto di eventuali farmaci che il paziente ha assunto o sta ancora assumendo, in quanto possono influenzare la risposta all'anestesia, la coagulazione del sangue e la capacità di guarire. Ad esempio, i pazienti che assumono anticoagulanti possono richiedere una gestione specifica per ridurre al minimo il rischio di emorragia.

Il dialogo con il paziente è essenziale per ottenere un'anamnesi completa. Le cartelle cliniche precedenti, le immagini radiografiche, i rapporti operatori e qualsiasi altro documento pertinente devono essere esaminati con attenzione.

Anche la collaborazione interdisciplinare con altri specialisti che hanno trattato il paziente in passato è utile. Possono fornire informazioni preziose sulla natura e sui risultati degli interventi o dei trattamenti precedenti, nonché raccomandazioni per i passi successivi.

La gestione di un paziente con una storia di chirurgia o trattamento maxillo-facciale richiede un approccio meticoloso, informato e collaborativo. Ogni paziente è unico e l'anamnesi della sua salute e dei trattamenti precedenti è un capitolo essenziale per garantire un'assistenza ottimale e sicura per le operazioni future.

Capitolo 29

CHIRURGIA MAXILLO-FACCIALE IN UN CONTESTO GLOBALE

Differenze e somiglianze nell'assistenza in tutto il mondo

La chirurgia maxillo-facciale, pur essendo radicata in principi medici universali, è influenzata da una varietà di fattori in tutto il mondo, compresi quelli culturali, socio-economici ed educativi. Detto questo, pur riconoscendo queste variazioni, è essenziale notare che ci sono anche notevoli somiglianze nell'approccio a questa specialità.

Somiglianze:
- **Principi fondamentali**: i principi anatomici e fisiologici che guidano la chirurgia maxillo-facciale sono universali. Le strutture ossee, muscolari, vascolari e nervose sono coerenti da un individuo all'altro, indipendentemente dalla posizione.
- **Obiettivi del trattamento**: indipendentemente dal contesto, l'obiettivo principale della chirurgia maxillo-facciale è quello di ripristinare la forma e la funzione, garantendo il benessere del paziente.
- **Istruzione e formazione**: sebbene i percorsi formativi possano variare, l'enfasi è generalmente posta su una solida formazione accademica e clinica. Molti istituti si sforzano di soddisfare gli standard internazionali.

Differenze:
- **Accesso alle cure**: nei Paesi sviluppati, l'accesso alle cure chirurgiche maxillo-facciali è spesso più facile grazie a solide infrastrutture sanitarie. Tuttavia, in alcune regioni in via di sviluppo, l'accesso può essere limitato a causa di vincoli finanziari o geografici, o di una carenza di specialisti.
- **Tecnologie e attrezzature** : Le tecnologie avanzate, come la chirurgia assistita da robot e l'imaging 3D, sono ampiamente disponibili nei Paesi ricchi. D'altra parte, queste innovazioni possono essere fuori portata o limitate nelle regioni meno privilegiate.

- **Pratiche culturali e sociali**: gli standard estetici, le credenze religiose e le tradizioni culturali possono influenzare la richiesta di procedure specifiche e il modo in cui vengono percepite. Ad esempio, in alcune culture una cicatrice può essere considerata un segno di coraggio, mentre in altre può essere vista come stigmatizzante.
- **Regolamenti e standard**: gli standard clinici, i protocolli di trattamento e i requisiti normativi possono variare notevolmente da un Paese all'altro.

Sebbene la chirurgia maxillo-facciale si basi su principi universali, l'applicazione e la pratica di questa specialità spesso riflettono il complesso mix di influenze culturali, economiche e formative specifiche di ogni regione del mondo. Tuttavia, con la globalizzazione e la maggiore condivisione delle conoscenze, si assiste a una crescente convergenza di standard e pratiche, che promuovono una migliore qualità delle cure per tutti.

Contribuire alle missioni mediche internazionali

Le missioni mediche internazionali rappresentano un'opportunità per gli operatori sanitari di superare i confini, fornire assistenza a chi ne ha più bisogno e imparare da culture e ambienti diversi. Queste missioni possono assumere molte forme, dalla risposta ai disastri naturali alla chirurgia ricostruttiva e ai programmi di vaccinazione. Ecco come un individuo può contribuire a queste missioni vitali:

- **Valutare le sue competenze**: prima di fare il grande passo, è fondamentale valutare le sue competenze e la sua esperienza. Alcuni possono offrire competenze chirurgiche, mentre altri possono avere abilità nell'educazione sanitaria o nella logistica.

- **Ricerca e selezione di organizzazioni credibili**: ci sono molte organizzazioni non governative (ONG) e associazioni che organizzano missioni mediche. È fondamentale scegliere un'organizzazione rispettabile, con una comprovata esperienza in termini di qualità dell'assistenza e di etica.
- **Formazione e preparazione**: spesso è necessario seguire una formazione specifica prima di partire. Questo può includere corsi sulla salute tropicale, sulla risposta alle emergenze, sulla cultura locale o sulla lingua.
- **Flessibilità e adattabilità**: lavorare in condizioni diverse da quelle della sua pratica abituale richiede un alto grado di adattabilità. Le risorse possono essere limitate e i protocolli possono variare.
- **Collaborazione interculturale**: il rispetto e la comprensione dei costumi, delle credenze e delle tradizioni locali sono essenziali per stabilire un rapporto di fiducia con la comunità locale e gli altri membri del team.
- **Impegno a lungo termine**: sebbene alcune missioni siano di breve durata, può essere vantaggioso assumere un impegno a lungo termine per garantire la continuità dell'assistenza e la formazione dei professionisti locali.
- **Condivisione e formazione**: al ritorno, i partecipanti possono condividere le loro esperienze con i colleghi, offrendo una prospettiva unica e aumentando la consapevolezza dell'importanza di un'assistenza completa.
- **Sostegno finanziario o in natura**: se non può partecipare fisicamente ad una missione, può comunque sostenere queste iniziative facendo donazioni finanziarie, fornendo attrezzature mediche o partecipando ad eventi di raccolta fondi.

- **Preparazione emotiva**: le missioni mediche possono essere sia gratificanti che emotivamente impegnative. È fondamentale essere preparati mentalmente e disporre di meccanismi di supporto.
- **Standard etici**: è indispensabile mantenere i più alti standard etici, agendo sempre nel migliore interesse dei pazienti.

Contribuire alle missioni mediche internazionali è un'esperienza arricchente che non solo offre la possibilità di aiutare gli altri, ma anche di imparare, crescere e vedere il mondo sotto una luce diversa. Con passione e impegno, ogni individuo può fare una differenza significativa.

Comprendere le disparità di assistenza e rimedi

Le disparità nell'assistenza sono differenze inique e ingiuste nella salute e nelle prestazioni sanitarie tra diversi gruppi di popolazione. Queste disparità possono basarsi su una moltitudine di fattori, tra cui la razza, l'etnia, il sesso, l'età, il livello socio-economico, l'orientamento sessuale, la geografia e altre caratteristiche socio-demografiche. Comprendere e porre rimedio a queste disparità è fondamentale per garantire un'assistenza equa per tutti.

1. Riconoscere l'esistenza di disparità:
È essenziale riconoscere che le disparità esistono. Studi e ricerche mostrano chiaramente che alcuni gruppi ricevono un'assistenza sanitaria inferiore a causa di pregiudizi, stereotipi e barriere sistemiche.

2. Istruzione e formazione :
Sensibilizzare ed educare il personale medico e gli operatori sanitari sulle disparità esistenti e sulle loro cause

può aiutare a ridurre i pregiudizi inconsci. La formazione culturale può aiutare gli operatori sanitari a comprendere le esigenze specifiche dei pazienti provenienti da contesti diversi.

3. Accesso all'assistenza sanitaria:
Le disparità sono spesso legate all'accessibilità. È fondamentale garantire a tutti l'accesso a cure di qualità, sia che si tratti di rendere disponibili i servizi nelle aree rurali, di ridurre i costi per le persone a basso reddito o di fornire servizi linguistici per chi non parla inglese.

4. Coinvolgimento della comunità:
Ascoltare e lavorare direttamente con le comunità interessate per comprendere le loro esigenze e co-creare soluzioni. Questo può anche aiutare a costruire la fiducia tra gli operatori sanitari e le comunità.

5. Raccolta e analisi dei dati:
È fondamentale raccogliere dati su razza, etnia, lingua e altri indicatori socio-demografici. Questi dati possono essere utilizzati per identificare i punti in cui esistono disparità e monitorare i progressi nell'eliminarle.

6. Ricerca orientata :
Promuovere la ricerca incentrata sulla salute delle popolazioni minoritarie e sulle disparità sanitarie. Questo può aiutare a sviluppare interventi specifici e a informare le politiche pubbliche.

7. Collaborazione intersettoriale:
Collaborare con altri settori, come l'istruzione, gli alloggi, l'occupazione e i trasporti, per affrontare i determinanti sociali della salute che contribuiscono alle disparità.

8. Avvocatura :
I professionisti e le istituzioni sanitarie possono svolgere un ruolo di primo piano nella promozione di politiche eque, a livello locale, nazionale o internazionale.

9. Risorse e finanziamenti :
Assegnare risorse e finanziamenti specifici per affrontare le disparità sanitarie. Ciò può includere sovvenzioni per la ricerca, programmi comunitari o iniziative educative.

10. Valutazione continua:
Il monitoraggio e la valutazione regolari dei progressi sono essenziali per garantire che le disparità siano effettivamente ridotte.

Rimediare alle disparità nell'assistenza richiede uno sforzo concertato e multidimensionale da parte di tutti gli attori del settore sanitario. Ogni passo compiuto per ridurre queste disuguaglianze avvicina la società al raggiungimento di un sistema sanitario veramente equo per tutti.

Capitolo 30

QUESTIONI ETICHE E I PROGRESSI DELLA SOCIETÀ

Gestire i casi in cui le aspettative del paziente differiscono dai consigli del medico.

Quando le aspettative di un paziente divergono dai consigli o dalle raccomandazioni mediche, ciò può portare a situazioni complesse e delicate. È essenziale affrontare queste differenze con sensibilità, rispetto e professionalità. Ecco un approccio per affrontare queste situazioni:

1. Ascolto attivo :
Iniziare sempre ascoltando il paziente, senza interromperlo. Capire da dove viene il paziente, le sue paure, le sue preoccupazioni e le sue aspettative è fondamentale per stabilire un dialogo.

2. Porre domande aperte:
Incoraggiare la discussione ponendo domande che incoraggino il paziente a esprimere i suoi sentimenti, le sue preoccupazioni e i suoi desideri, come ad esempio: "Può dirmi di più sulle sue preoccupazioni?".

3. Convalidare i sentimenti del paziente:
Anche se non è d'accordo, è fondamentale convalidare i sentimenti del paziente. Potrebbe dire: "Capisco perché si sente così...".

4. Chiarisca le sue raccomandazioni:
Riponga le sue opinioni professionali in modo chiaro e semplice e spieghi le ragioni alla base della sua raccomandazione. Utilizzi prove e dati a sostegno della sua opinione.

5. Affrontare le preoccupazioni e i miti:
Il paziente potrebbe avere informazioni errate o idee preconcette. Affronta con tatto questi punti, fornendo informazioni chiare e concrete.

6. Spiegare i rischi e i benefici:
Si assicuri che il paziente comprenda i vantaggi e gli svantaggi, i rischi e i benefici di ciascuna opzione.

7. Offrire alternative, se possibile:
Se appropriato dal punto di vista medico, discutere le alternative o i compromessi che potrebbero soddisfare sia il paziente che gli standard medici.

8. Incoraggiare un secondo parere:
Se il paziente rimane esitante o insicuro, suggerisca di chiedere un secondo parere. Questo può rafforzare la fiducia del paziente nel processo decisionale.

9. Assicurarsi che il paziente dia un consenso informato:
Se il paziente decide di seguire un percorso diverso da quello da lei consigliato, si assicuri che comprenda le implicazioni della sua decisione e la documenti.

10. Documentare la conversazione:
Prenda appunti dettagliati di ciò che è stato discusso, comprese le preoccupazioni del paziente e le raccomandazioni fornite.

11. Follow-up:
Offrire un follow-up al paziente dopo un certo periodo di tempo, per vedere come sta e discutere di eventuali ulteriori preoccupazioni.

12. Rifletta sulla sua comunicazione:
È sempre bene riflettere sul modo in cui comunica con i pazienti. Cerchi di migliorare continuamente per rendere la comunicazione più chiara ed empatica possibile.

La gestione di queste differenze richiede una combinazione di empatia, ascolto, educazione e collaborazione. L'obiettivo è garantire che i pazienti ricevano un'assistenza adeguata, rispettando la loro autonomia e le loro scelte personali.

Decisioni mediche in contesti culturali o religiosi specifici

Navigare nel panorama medico richiede una profonda sensibilità e comprensione del background culturale e religioso dei pazienti. Queste credenze e pratiche possono influenzare il modo in cui i pazienti percepiscono la malattia, il trattamento, la morte e il ruolo degli operatori sanitari. Ecco un'esplorazione fluida delle sfide e degli approcci consigliati in queste situazioni:

Il mondo è un complesso mosaico di culture, tradizioni e credenze. Ogni cultura e religione porta con sé un ricco arazzo di rituali, pratiche e valori che spesso possono giocare un ruolo dominante nel modo in cui le persone si avvicinano all'assistenza sanitaria.

Immaginiamo un paziente musulmano che, durante il mese sacro del Ramadan, sceglie di digiunare dall'alba al tramonto. Questa decisione potrebbe avere implicazioni per la somministrazione di farmaci, la gestione dei livelli di zucchero nel sangue o persino la programmazione di un intervento chirurgico. Oppure consideriamo i Testimoni di Geova, il cui credo vieta le trasfusioni di sangue, ponendo sfide uniche in chirurgia o oncologia.

Per l'operatore sanitario, il primo passo è riconoscere e convalidare queste differenze. L'empatia è la chiave. Non si tratta solo di capire cosa prova il paziente, ma anche perché lo prova. Prendersi il tempo per fare domande, ascoltare attentamente e creare uno spazio in cui il paziente si senta rispettato e ascoltato è fondamentale.

Ma l'ascolto è solo metà dell'equazione. Anche l'educazione gioca un ruolo essenziale. In alcuni casi, potrebbe essere possibile trovare un compromesso che rispetti le convinzioni del paziente, pur garantendo la sua sicurezza. Ad esempio, si potrebbero riorganizzare i programmi di medicazione durante il Ramadan, o utilizzare alternative alle trasfusioni di sangue per i Testimoni di Geova?

Ci sono anche momenti in cui la medicina e le credenze culturali o religiose possono entrare in conflitto diretto. In questi casi, è essenziale una comunicazione chiara, onesta e rispettosa. È importante assicurarsi che il paziente (o la sua famiglia) comprenda appieno i rischi e i benefici associati a ogni decisione.

Anche la collaborazione con i leader della comunità o della religione può essere utile. Queste persone possono offrire spunti preziosi, aiutare a mediare e fornire un sostegno spirituale al paziente.

Prendere decisioni mediche in contesti culturali o religiosi specifici è un delicato gioco di equilibri. Richiede flessibilità, pazienza, rispetto e, soprattutto, umiltà. In questo atto di equilibrio, è essenziale ricordare che ogni paziente è unico, con la sua storia, le sue credenze e le sue esigenze. Ed è riconoscendo e onorando questa individualità che gli operatori sanitari possono offrire la migliore assistenza possibile.

L'etica della chirurgia estetica per scopi non medici

La chirurgia estetica, una branca della chirurgia plastica, è da tempo oggetto di dibattito etico, in particolare quando viene praticata per scopi non medici. L'ascesa della chirurgia estetica in un mondo in cui l'aspetto gioca un ruolo chiave mette in evidenza questioni complesse sull'autonomia individuale, l'identità, le pressioni della società e i limiti della medicina.

Si unisca a me in un viaggio nel mondo ricco di sfumature della riflessione etica:
Al centro del dibattito c'è l'idea di autonomia. Gli individui hanno il diritto di modificare il proprio corpo come meglio credono, anche se non è necessario dal punto di vista medico? La maggior parte degli etici sosterrebbe che sì, gli adulti hanno il diritto di prendere decisioni informate sul proprio corpo, a condizione che non danneggi gli altri.

Ma qui la parola "informato" assume un'importanza vitale. Il consenso informato non riguarda solo la comprensione dei rischi medici, ma anche la consapevolezza delle motivazioni sottostanti, delle aspettative potenzialmente irrealistiche e dell'influenza delle norme sociali. Se una persona desidera sottoporsi a un'operazione a causa della pressione sociale o della bassa autostima, la decisione è veramente autonoma?

Il che ci porta a un altro punto cruciale: gli standard estetici sono, in larga misura, modellati dalla cultura, dalla società e dai media. In una società ossessionata dalla giovinezza e dalla bellezza, possiamo dire che il desiderio di un intervento è veramente una scelta libera, o è il prodotto di influenze esterne e di standard spesso irraggiungibili?
C'è anche la questione delle risorse. In molte parti del mondo, l'accesso alle cure mediche è limitato. È etico utilizzare preziose risorse mediche per procedure cosmetiche non essenziali, quando altri potrebbero beneficiare di cure mediche vitali?

E poi c'è l'aspetto commerciale. La chirurgia estetica è un'industria redditizia. Come possiamo essere sicuri che le decisioni prese dai chirurghi non siano influenzate dal guadagno economico? I pazienti vengono sfruttati o la chirurgia estetica è semplicemente una risposta alla legittima domanda del mercato?

Infine, c'è il dibattito sull'essenza stessa della medicina. Il Giuramento di Ippocrate afferma: "Primo, non nuocere". Ma cosa significa 'nuocere' in questo contesto? Se un intervento migliora il benessere psicologico di una persona, anche se non è necessario dal punto di vista medico, si può dire che sia dannoso?

Navigare in queste acque etiche richiede una profonda riflessione, non solo da parte dei chirurghi stessi, ma anche da parte della società nel suo complesso. Mentre la chirurgia estetica continua ad evolversi, è imperativo che anche il dibattito etico si evolva, con un'attenzione al benessere, all'autonomia e alla dignità di ogni individuo.

Capitolo 31

PROSPETTIVE E VISIONE FUTURE

Le sfide future
per la chirurgia maxillo-facciale

La chirurgia maxillo-facciale, pur evolvendosi rapidamente con significativi progressi tecnologici, deve affrontare una serie di sfide future. Diamo un'occhiata più da vicino ad alcune di queste sfide e alle prospettive associate.

1. Adattamento alle nuove tecnologie :
   - **Sfida: i** progressi come la chirurgia assistita da robot e la stampa 3D offrono nuove possibilità, ma richiedono anche una formazione e un adattamento costanti da parte dei chirurghi.
   - **Prospettive: i** programmi di formazione e certificazione dovranno evolversi per incorporare queste competenze, assicurando che i chirurghi non siano solo tecnicamente competenti, ma anche in grado di utilizzare appieno gli strumenti tecnologici disponibili.
2. Gestione dei pazienti con condizioni complesse:
   - **Sfida: la** gestione dei pazienti con co-morbilità complesse, come gli anziani o quelli con malattie croniche, richiede un approccio multidisciplinare.
   - **Prospettive: una** più stretta collaborazione con altre specialità mediche e l'enfasi su un approccio olistico all'assistenza sono essenziali.
3. Accesso all'assistenza chirurgica:
   - **Sfida:** molti pazienti in tutto il mondo non hanno accesso all'assistenza chirurgica di base, un problema esacerbato nelle regioni a basse risorse.
   - **Prospettive:** i chirurghi maxillo-facciali e le organizzazioni professionali devono sostenere una migliore distribuzione delle risorse e lavorare per migliorare l'accesso alle cure nelle aree poco servite.

4. Gestire le aspettative dei pazienti:
- **Sfida:** Con l'aumento delle procedure estetiche, la gestione delle aspettative dei pazienti sta diventando sempre più cruciale.
- **Prospettiva: una** comunicazione chiara e onesta e l'educazione del paziente sui possibili esiti e sui rischi sono fondamentali.

5. Questioni etiche:
- **Sfida: le** questioni etiche, in particolare per quanto riguarda la chirurgia estetica non essenziale, richiedono un'attenta riflessione e una navigazione.
- **Prospettiva:** un impegno costante nei confronti dei principi etici fondamentali e una discussione aperta e onesta di questi temi sono imperativi.

6. Ricerca e sviluppo :
- **Sfida: la** ricerca sulla chirurgia maxillo-facciale deve continuare a progredire per migliorare le tecniche chirurgiche e i risultati dei pazienti.
- **Prospettive:** un aumento degli investimenti nella ricerca e nello sviluppo è essenziale per far progredire la specialità.

7. Formazione e istruzione:
- **Sfida:** garantire una formazione continua di alta qualità per i chirurghi maxillo-facciali è essenziale.
- **Prospettiva: le** istituzioni educative e gli ospedali devono impegnarsi a fornire opportunità di formazione continua di alta qualità.
-

Sebbene la chirurgia maxillo-facciale debba affrontare queste e altre sfide, affrontare in modo proattivo questi problemi e adottare innovazioni può aiutare la specialità a progredire, migliorando l'assistenza e i risultati per i pazienti di tutto il mondo.

Il futuro della formazione infermieristica in questa specialità

Il futuro della formazione infermieristica, in particolare nella specialità della chirurgia maxillo-facciale, promette di essere dinamico e in continua evoluzione. Diamo un'occhiata alle principali tendenze, innovazioni e adattamenti che possiamo aspettarci di vedere:

1. Formazione basata sulla simulazione:
Le tecnologie di simulazione sono cresciute rapidamente. Si prevede che la formazione degli infermieri in questa specialità includa sempre più sessioni di simulazione, fornendo un ambiente sicuro per esercitarsi in competenze avanzate prima di interagire con i pazienti reali.

2. Formazione continua e specializzazione:
Con la rapida evoluzione della tecnologia medica e delle tecniche chirurgiche, gli infermieri dovranno impegnarsi nella formazione continua per rimanere aggiornati. Potrebbero essere offerti moduli di formazione avanzata o certificazioni specialistiche.

3. Approccio multidisciplinare:
Verrà rafforzata l'importanza dell'assistenza al paziente incentrata sul team. La formazione incoraggerà una maggiore collaborazione tra infermieri, chirurghi, anestesisti, logopedisti e altri operatori sanitari.

4. Focus sulle soft skills:
Oltre alle competenze cliniche, sarà data maggiore enfasi alla formazione sulla comunicazione, sull'empatia, sulla gestione dello stress e sul processo decisionale etico.

5. Tecnologia e telemedicina:
Il futuro vedrà probabilmente una maggiore integrazione della tecnologia nell'assistenza infermieristica. Gli infermieri

saranno formati per utilizzare gli strumenti di telemedicina, le applicazioni di monitoraggio dei pazienti e altre tecnologie emergenti.

6. Formazione culturale ed etica:
La formazione sottolineerà l'importanza di comprendere le diverse prospettive culturali, religiose e individuali dei pazienti e come queste possono influenzare l'assistenza.

7. Ricerca e partecipazione alla pratica basata sulle prove:
Gli infermieri saranno incoraggiati a partecipare alla ricerca clinica e ad applicare pratiche basate su prove solide, migliorando così gli standard di assistenza.

8. Apprendimento ibrido :
Con lo sviluppo delle tecnologie di e-learning, possiamo aspettarci una combinazione di apprendimento tradizionale in aula ed e-learning, offrendo agli studenti una maggiore flessibilità.

9. Investimenti clinici diversificati :
Le opportunità di tirocinio potrebbero estendersi oltre i tradizionali centri ospedalieri, includendo cliniche specializzate, missioni mediche all'estero e centri di assistenza ambulatoriale.

10. Rafforzare le capacità di gestione:
Con il potenziale di ruoli avanzati e di leadership per gli infermieri specializzati, si potrebbero integrare moduli sulla gestione del team, sull'amministrazione e sulla gestione delle risorse.

Il futuro della formazione infermieristica in chirurgia maxillo-facciale promette di essere ricco e vario, adattando gli infermieri alle mutevoli esigenze dei pazienti e al panorama medico globale in evoluzione. Questi adattamenti garantiranno un'assistenza di alta qualità, fornendo al contempo agli infermieri le competenze necessarie per prosperare nelle loro carriere specialistiche.

Visione e aspirazioni per un'assistenza ottimale

In un mondo in continua evoluzione, dove la medicina e la tecnologia avanzano a rotta di collo, 'lideale di un'assistenza ottimale può sembrare un bersaglio mobile. Tuttavia, la nostra visione di un'assistenza ottimale è radicata in principi senza tempo, pur abbracciando l'innovazione e l'adattabilità. Ecco uno schema di questa visione e le aspirazioni che sono alla base di ogni elemento:

1. Centrato sul paziente :
Ogni paziente è unico, con esigenze, valori e aspirazioni individuali. L'assistenza ottimale riconosce e onora questa unicità, mettendo il paziente al centro di tutte le decisioni mediche.

2. Approccio olistico:
L'assistenza non deve limitarsi al trattamento di una malattia o di un sintomo. Deve abbracciare tutti gli aspetti dell'individuo: fisico, mentale, emotivo, sociale e spirituale.

3. Accesso universale :
Tutti, indipendentemente dalle origini, dalla situazione finanziaria o dalla posizione geografica, dovrebbero avere accesso a un'assistenza sanitaria di qualità.

4. Integrazione di tecnologie avanzate:
Anche se la tecnologia da sola non può definire un'assistenza ottimale, può dare un contributo importante. L'integrazione di innovazioni mediche, telemedicina e altri

strumenti tecnologici migliorerà la diagnosi, il trattamento e il follow-up.

5. Formazione continua :
Gli operatori sanitari devono impegnarsi nell'apprendimento continuo, assicurando che le loro competenze e conoscenze riflettano le migliori pratiche attuali.

6. Comunicazione trasparente ed efficace:
Una comunicazione chiara tra i pazienti, le loro famiglie e gli operatori sanitari è fondamentale. Crea fiducia, migliora la compliance al trattamento e incoraggia un processo decisionale informato.

7. Processo decisionale collaborativo:
I pazienti devono assumersi la responsabilità della propria salute, collaborando strettamente con gli operatori sanitari nel processo decisionale.

8. Ricerca e innovazione :
L'assistenza ottimale richiede l'esplorazione costante di nuovi metodi, trattamenti e approcci, supportati da una ricerca rigorosa.

9. Sicurezza :
Garantire la sicurezza del paziente è fondamentale, con protocolli chiari per ridurre al minimo gli errori e gestire efficacemente le complicazioni.

10. Etica e integrità:
Tutte le cure devono essere fornite nel rispetto della dignità umana, con una rigorosa adesione ad alti standard etici.

La nostra aspirazione è semplice: offrire a ogni paziente la migliore assistenza possibile, in un ambiente di compassione, eccellenza, innovazione e rispetto. Tenendo sempre presente questa visione, possiamo attraversare le sfide del mondo medico moderno, fornendo un'assistenza che eleva veramente la condizione umana.

Capitolo 32

CONSIGLI PRATICI E RISORSE

Gestire lo stress e burnout

La gestione dello stress e del burnout è una preoccupazione importante in molti settori professionali, in particolare quelli legati alla salute. L'intensità delle responsabilità, i lunghi orari di lavoro e le situazioni emotivamente cariche possono portare rapidamente a una sensazione di burnout. Riconoscere i segnali di allarme e attuare strategie proattive può aiutare a prevenire e ad affrontare queste sfide.

Sintomi :
Il burnout non si verifica da un giorno all'altro. Si instaura gradualmente e si manifesta attraverso vari sintomi:
- **Fisico:** stanchezza persistente, problemi di sonno, mal di testa o dolori muscolari.
- **Emotivo:** sentimenti di isolamento, sconforto, cinismo o maggiore irritabilità.
- **Comportamentale:** riduzione della produttività, evitamento del lavoro, cambiamenti nelle abitudini alimentari o di consumo.

Strategie di gestione :
- **Stabilire dei limiti:** È fondamentale saper dire di no e definire confini chiari tra lavoro e vita privata. Questo può significare disconnettere le e-mail di lavoro al di fuori dell'orario di lavoro o fare pause regolari durante la giornata.
- **Prendersi cura di sé:** attività come la meditazione, lo yoga, l'esercizio fisico e una dieta equilibrata possono aiutare a gestire lo stress.
- **Connessione sociale:** parlare con colleghi, amici o un terapeuta può fornire un sostegno emotivo. La solidarietà e la condivisione di esperienze possono offrire prospettiva e sollievo.
- **Perseguire una passione:** avere un hobby o un'attività al di fuori del lavoro può aiutarla a rilassarsi e a staccare dalle pressioni lavorative.

- **Istruzione e formazione:** partecipare a corsi di formazione sulla gestione dello stress o sulla resilienza può fornire strumenti per gestire le situazioni difficili.
- **Si prenda una vacanza:** prendersi regolarmente del tempo per riposare e ricaricarsi è fondamentale per prevenire il burnout.
- **Cercare aiuto:** se lo stress diventa opprimente, può essere utile consultare un professionista della salute, come uno psicologo o un consulente.
- **Riconsiderare il ruolo o la carriera:** in alcuni casi, una transizione verso un altro lavoro o un'altra specialità può essere necessaria per preservare la salute mentale ed emotiva.
- **Cultura organizzativa:** anche i datori di lavoro hanno un ruolo da svolgere nel creare un ambiente di lavoro sano, riconoscendo i segnali di burnout nei dipendenti e fornendo un supporto adeguato.

La gestione dello stress e del burnout richiede un approccio proattivo sia da parte degli individui che delle organizzazioni. Prestando attenzione ai segnali di allarme e adottando misure preventive, è possibile mantenere un sano equilibrio tra lavoro e vita privata.

Mantenersi aggiornati progressi nel campo

Tenersi al passo con i progressi in un campo professionale, soprattutto in uno dinamico come la medicina e la chirurgia maxillo-facciale, è assolutamente fondamentale. Adattarsi alle innovazioni e alle nuove metodologie è essenziale per fornire la migliore assistenza possibile ai pazienti, per rimanere competitivi e per continuare a crescere come professionisti. Ecco alcuni consigli su come tenersi aggiornati:

- **Abbonamenti a riviste scientifiche:** ci sono molte riviste accademiche che pubblicano regolarmente articoli basati su ricerche recenti. Queste riviste sono spesso il primo luogo in cui le nuove scoperte vengono condivise con la comunità medica.
- **Conferenze e seminari:** partecipare a conferenze professionali le permette non solo di conoscere le ultime ricerche direttamente dagli esperti, ma anche di fare rete con altri professionisti e condividere esperienze.
- **Formazione continua:** molte professioni sanitarie prevedono requisiti di formazione continua. Questa può assumere la forma di corsi online, workshop o sessioni pratiche.
- **Comunità e forum online: esistono** innumerevoli forum e gruppi online in cui i professionisti possono porre domande, condividere scoperte o discutere le ultime novità nel loro campo.
- **Libri e pubblicazioni:** oltre alle riviste scientifiche, molti esperti pubblicano libri che approfondiscono determinati argomenti o presentano nuove prospettive.
- **Networking:** parlare con i colleghi, partecipare a gruppi di discussione e iscriversi ad associazioni professionali può offrire molte opportunità di imparare dagli altri.
- **Tecnologia:** utilizzi applicazioni, software o altri strumenti tecnologici progettati specificamente per il suo settore. Questi sono spesso aggiornati con le ultime conoscenze e possono offrire formazione integrata o tutorial.
- **Università e istituti di ricerca: la** collaborazione con gli istituti accademici può fornire l'accesso a ricerche all'avanguardia, studi clinici e altre risorse preziose.
- **Controlli i media specializzati:** alcuni siti web, canali YouTube, podcast o blog sono dedicati alla

diffusione delle ultime notizie e tendenze in campi specifici.

- **Adottare una mentalità di apprendimento continuo: un** atteggiamento proattivo verso l'apprendimento è essenziale. Invece di aspettare che le informazioni le arrivino, cerchi attivamente nuove conoscenze e sia aperto al cambiamento.

Mantenersi aggiornati richiede un impegno attivo. La medicina è un campo in costante evoluzione, con nuove scoperte, tecniche e tecnologie che emergono frequentemente. Investendo tempo ed energie per tenersi aggiornati, i professionisti possono offrire ai loro pazienti una migliore qualità di cura e arricchire la propria carriera.

Risorse e associazioni professionali

Le risorse e le associazioni professionali svolgono un ruolo fondamentale nel sostenere gli operatori sanitari, in particolare quelli coinvolti nella chirurgia maxillo-facciale. Queste organizzazioni offrono opportunità di formazione continua, networking e accesso a ricerche all'avanguardia, e spesso rappresentano gli interessi dei loro membri presso le istituzioni governative e il pubblico.

- Associazioni professionali :
  - **Associazione Internazionale dei Chirurghi Orali e Maxillo-Facciali (IAOMS)**: è una delle principali organizzazioni dedicate alla chirurgia orale e maxillo-facciale. Promuove lo scambio di conoscenze e risorse tra i chirurghi di tutto il mondo.
  - **American Association of Oral and Maxillofacial Surgeons (AAOMS)**: per i professionisti con sede negli Stati Uniti,

l'AAOMS offre formazione, conferenze e pubblicazioni rilevanti.

- Altri Paesi hanno spesso le loro associazioni nazionali specifiche per la chirurgia maxillo-facciale.
- Giornali e riviste :
  - **Journal of Oral and Maxillofacial Surgery (JOMS)**: una rivista leader nel settore, che pubblica articoli basati su ricerche recenti.
  - **International Journal of Oral and Maxillofacial Surgery**: un'altra fonte importante per le ultime ricerche e casi di studio.
- **Conferenze e seminari:** questi eventi sono essenziali per fare rete, imparare le tecniche più recenti e scoprire nuove ricerche. Le associazioni sopra citate organizzano regolarmente conferenze.
- **Formazione online:** molti siti web, università e associazioni offrono corsi online per aiutare i professionisti a tenersi aggiornati sulle ultime tecniche e scoperte.
- **Forum e gruppi di discussione:** queste piattaforme consentono ai professionisti di scambiare idee, porre domande e condividere esperienze con i loro colleghi di tutto il mondo.
- Altre risorse :
  - **Biblioteche e database medici**: Risorse come PubMed offrono accesso a una vasta raccolta di articoli e ricerche.
  - **Organismi di certificazione**: queste istituzioni stabiliscono e mantengono gli standard professionali. Spesso offrono risorse per aiutare i professionisti a ottenere e rinnovare la loro certificazione.
- **Collaborazione interprofessionale: il** collegamento con associazioni di settori affini, come l'odontoiatria,

la chirurgia plastica, l'oncologia, ecc. può offrire prospettive più ampie e opportunità di collaborazione.

Per massimizzare i benefici di queste risorse, si consiglia ai professionisti di impegnarsi attivamente: iscriversi alle associazioni, partecipare alle conferenze, prendere parte alle discussioni e tenersi aggiornati con le pubblicazioni delle riviste più importanti. Questi passi non solo garantiscono una pratica informata, ma migliorano anche la reputazione e la credibilità del professionista nella sua comunità.

Capitolo 33

CONCLUSIONE VERSO UN FUTURO PROMETTENTE

Il prezioso contributo dell'infermiera di chirurgia maxillo-facciale

La chirurgia maxillo-facciale, con la sua complessa gamma di interventi, dalla correzione di malformazioni congenite alla ricostruzione post-traumatica, richiede competenze specialistiche non solo da parte del chirurgo, ma anche da parte dell'intero team medico. Al centro di questo team, l'infermiere di chirurgia maxillo-facciale offre un contributo inestimabile.

La prima interazione di un paziente con un infermiere può determinare il tono dell'esperienza chirurgica. Grazie al loro approccio empatico, gli infermieri rassicurano i pazienti e le loro famiglie, chiariscono i loro dubbi e instaurano un clima di fiducia. Svolgono un ruolo essenziale nella preparazione preoperatoria, assicurandosi che il paziente comprenda la procedura, i suoi benefici e i suoi rischi.

Durante l'intervento, l'infermiere di sala operatoria lavora a stretto contatto con il chirurgo, anticipando le sue esigenze, garantendo la sterilità e la sicurezza e monitorando costantemente il benessere del paziente. La velocità, la precisione e l'abilità dell'infermiere possono influenzare in modo significativo il corso dell'intervento.

La fase post-operatoria è altrettanto cruciale. L'infermiere monitora il dolore, osserva i segni di complicazioni, guida il paziente nell'assistenza post-operatoria e spesso funge da collegamento tra il paziente, la famiglia e l'équipe medica. La capacità dell'infermiere di insegnare, rassicurare e incoraggiare può accelerare il recupero e ottimizzare i risultati chirurgici.

Ma al di là delle competenze tecniche, è forse nella sfera emotiva che gli infermieri brillano di più. La chirurgia maxillo-facciale può spesso avere un impatto profondo sull'identità e sull'autostima del paziente, e il supporto psicologico offerto dall'infermiere è fondamentale. Ascoltando le preoccupazioni del paziente, condividendo i successi post-operatori o guidando il paziente attraverso le sfide della riabilitazione, l'infermiere è spesso l'ancora di salvezza emotiva su cui il paziente fa affidamento.

Gli infermieri di chirurgia maxillo-facciale contribuiscono anche alla formazione continua, alla ricerca, al miglioramento dei protocolli e allo sviluppo delle politiche. Grazie alla loro vicinanza al paziente, sono spesso i primi a identificare le aree di miglioramento, proponendo soluzioni innovative per migliorare l'assistenza e l'efficienza.

Il valore dell'infermiere di chirurgia maxillo-facciale risiede nella sua capacità di fondere abilità tecnica, assistenza compassionevole e competenza clinica per offrire un'esperienza olistica al paziente. In un campo in cui ogni millimetro conta, dove la funzione e la forma si incontrano e dove il fisico e l'emotività sono inestricabilmente legati, l'infermiere si distingue come pilastro centrale dell'esperienza chirurgica.

L'impatto della tecnologia
e innovazione per il futuro

L'impatto della tecnologia e dell'innovazione sul futuro è un argomento di ampio respiro che riguarda quasi tutti i settori della nostra vita. Nella medicina, nelle comunicazioni, nell'istruzione, nell'industria e persino nella nostra vita quotidiana, la tecnologia e l'innovazione sono i catalizzatori che plasmano il futuro.

1. Medicina e assistenza sanitaria :
La telemedicina, la chirurgia assistita da robot, la genomica e l'intelligenza artificiale nella diagnostica stanno

trasformando radicalmente l'assistenza sanitaria. Malattie un tempo incurabili sono ora curabili grazie alla terapia genica. I dispositivi medici indossabili consentono un monitoraggio continuo, fornendo dati preziosi per la diagnosi precoce e la prevenzione.

2. Comunicazioni :
Il 5G e le tecnologie future promettono velocità di comunicazione più elevate, latenza ridotta e connettività ubiqua. Ciò facilita l'ascesa delle città intelligenti, dei veicoli connessi e dell'Internet delle cose (IoT).

3. Istruzione :
La realtà virtuale e aumentata, le piattaforme di e-learning e l'intelligenza artificiale stanno personalizzando l'esperienza educativa, rendendo l'apprendimento più accessibile e adattato alle esigenze individuali degli studenti.

4. Energia e ambiente :
Le innovazioni nelle energie rinnovabili, come l'energia solare ed eolica, così come i progressi nell'immagazzinamento dell'energia, puntano verso un futuro più verde. Anche le tecnologie di cattura e stoccaggio del carbonio potrebbero svolgere un ruolo cruciale nella lotta al cambiamento climatico.

5. Industria e produzione :
La stampa 3D, la robotica avanzata e l'Industrial Internet of Things stanno rivoluzionando la produzione, consentendo una produzione più agile, personalizzata e locale.

6. Economia e finanza :
Le criptovalute, la blockchain e le fintech stanno ridefinendo le transazioni, la fiducia e la sicurezza nel mondo finanziario.

7. Quotidianamente :
Dalla domotica alla realtà aumentata per lo shopping, la tecnologia sta migliorando e semplificando la nostra vita quotidiana.

Tuttavia, con questo progresso arrivano anche le sfide. Le questioni relative alla riservatezza, all'etica, alla sicurezza e all'equità stanno diventando sempre più acute. Ad esempio, come possiamo garantire che l'AI, nel suo apprendimento automatico, non incorpori pregiudizi? Come possono le aziende regolamentare e adottare le nuove tecnologie senza soffocare l'innovazione?

Il futuro, con l'aiuto della tecnologia e dell'innovazione, è pieno di promesse, ma richiede anche una riflessione attenta, una regolamentazione giudiziosa e un'adozione responsabile per garantire che questi progressi vadano a beneficio di tutti in modo equo.

Ispirare la prossima generazione di infermieri

Ispirare la prossima generazione di infermieri non è solo una questione di formazione tecnica. Si tratta anche, e forse soprattutto, di accendere una fiamma interiore, di trasmettere passione e valori. Gli infermieri sono al centro del rapporto tra curante e paziente e incarnano sia la scienza che l'umanità della professione medica.

1. Storie e testimonianze:
Le storie di vita reale, i successi e le sfide superate possono essere un'importante fonte di ispirazione. La nuova generazione ha bisogno di ascoltare le storie di coloro che sono stati in prima linea durante le crisi sanitarie, che hanno accompagnato i pazienti alla fine della

loro vita o che hanno vissuto incredibili momenti di speranza.

2. La dimensione umana:

Sottolineare l'impatto umano del ruolo infermieristico è essenziale. Il semplice atto di tenere la mano di un paziente, rassicurare una famiglia o offrire un sorriso può avere un impatto enorme. Questo legame umano, questo legame profondo che si crea tra infermiere e paziente, è unico e deve essere valorizzato.

3. Formazione innovativa:

Le tecniche di apprendimento si stanno evolvendo. Le simulazioni, la realtà virtuale e i casi di studio interattivi possono rendere la formazione più dinamica e vicina alle situazioni reali.

4. Mentoring :

L'istituzione di programmi di mentoring può aiutare i giovani infermieri a proiettarsi nel loro futuro ruolo. Avere un mentore, qualcuno che guidi, consigli e condivida le esperienze, può essere un fattore determinante per la vocazione di un giovane professionista.

5. Promuovere la professione:

È fondamentale valorizzare il ruolo degli infermieri nel sistema sanitario. Ciò richiede un riconoscimento sia in termini di retribuzione che di status sociale. Un infermiere ben considerato e rispettato ispirerà più vocazioni.

6. Adattabilità:

Il mondo dell'assistenza sanitaria sta cambiando rapidamente. La prossima generazione di infermieri deve essere preparata ad adattarsi, imparare ed evolversi nel corso della propria carriera. Ciò significa promuovere la formazione continua e incoraggiare la curiosità professionale.

7. Impegno sociale:

La nuova generazione è sempre più impegnata socialmente. La dimensione sociale ed etica della professione infermieristica deve essere evidenziata. Partecipare a missioni umanitarie, impegnarsi in cause o difendere i diritti dei pazienti sono tutti aspetti che possono essere interessanti e stimolanti.

Infine, ogni infermiere, grazie alla sua dedizione, professionalità e passione, è già una fonte di ispirazione. È importante dare a tutti i mezzi per condividere la propria esperienza, trasmettere le proprie conoscenze e incarnare i valori fondamentali di questa professione vitale.